中华健康宝典

民间奇效良方

满在英　洪嘉婧◎主编

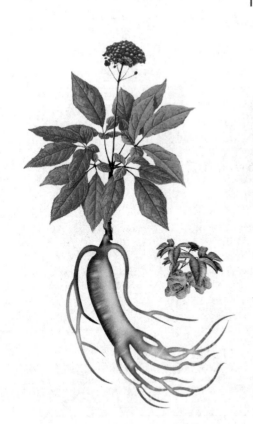

世界图书出版公司

西安　北京　上海　广州

图书在版编目（CIP）数据

民间奇效良方 / 满在英，洪嘉婧主编. —西安：
世界图书出版西安有限公司，2022.11
（中华健康宝典）
ISBN 978-7-5192-3578-9

Ⅰ. ①民… Ⅱ. ①满… ②洪… Ⅲ. ①验方-汇编
Ⅳ. ①R289.5

中国版本图书馆 CIP 数据核字（2022）第 218809 号

书　　名	民间奇效良方	
	MINJIAN QIXIAO LIANGFANG	
主　　编	满在英　洪嘉婧	
策　　划	胡玉平　孙　默	
责任编辑	胡玉平	
出版发行	世界图书出版西安有限公司	
地　　址	西安市锦业路 1 号都市之门 C 座	
邮　　编	710065	
电　　话	029-87214941　029-87233647(市场营销部)	
	029-87234767(总编室)	
网　　址	http://www.wpcxa.com	
邮　　箱	xast@ wpcxa.com	
经　　销	新华书店	
印　　刷	旭辉印务(天津)有限公司	
开　　本	787mm×1092mm　1/16	
印　　张	14	
字　　数	220 千字	
版次印次	2022 年 11 月第 1 版　2022 年 11 月第 1 次印刷	
国际书号	ISBN 978-7-5192-3578-9	
定　　价	68.00 元	

医学投稿　xastyx@ 163.com ‖ 029-87279745　029-87279675

☆如有印装错误，请寄回本公司更换☆

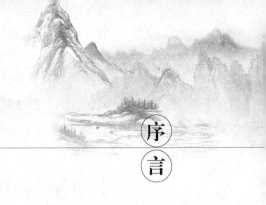

中国上下五千年的历史，诞生了博大精深的文化，也孕育了玄妙的中国医药学。从神农尝百草，到华佗、扁鹊、李时珍，一代又一代的伟大医者，用自己的汗水记录下了治病救人的方药，传承千年，历久弥新，为后世医药学的发展提供了理论依据，奠定了中国医药学不可撼动的地位。

中国医药学根植于传统文化，融合了哲学、天文、地理、历法等理论精髓，以阴阳五行作为理论基础，主张人体气、形、神的统一，深入探究人体的五脏六腑、经络关节、气血津液的变化，体现出中国医药学的自然观、生命观、辨证观和平衡观。另外，治疗疾病的中医处方都是古代医者经过与疾病不懈斗争总结而成，是古代医者的心血，历经千年的实践和发展，从药理到药效都得到了验证，是弥足珍贵的医学珍宝。从这些处方的疗效就可知中国医药学的伟大。虽然中国医药学深奥难解，但这些处方简单易懂，时至今日，仍具有很大的实用价值。

本套丛书从上百种中医学典籍中严格甄选，撷取了具有深远影响力的、应用性强的几本典籍，如我国现存最早的医学理论典籍《黄帝内经》，以及被誉为"中国最早的临床百科全书"的《千金方》。还收录了华佗的传世药方，以及在民间广为流传的有效偏方、秘方、验方和良方等。在分类上，科学统筹，条目清晰；在内容上，丰富翔实，面面俱到。同时，为了便于广大读者理解，对古文进行了严谨翻译，用白话解读，浅显易懂，易于理解学习，即使没有一点医学知识，也不影响阅读。

另外，书中精选的验方内容涉及内科、外科、妇科、男科、儿科、皮肤科等临床各科；日常生活中常见的各种病症，如头疼外感、胃痛胃酸、食欲不振、肺热喘咳等，都能从中找到治疗方药。从药材、功效到制作、服用，详细介绍了各科处方的应用，清晰明了，即查即用。需要注意的是，使用本书方药时一定要因人而异，即根据患者年龄、体质、病症轻重、病情缓急等不同情况而定。另外，书中所列药名由于年代久远，各地品种繁杂，有同药异名或药名不一的现象，使用时请核对。为保持珍本医籍的原貌，校对时只改了少数明显错误之处，对原书中难以确定之处，以及现今不宜服用的药物，如硫黄、石灰、童便等，均未做变动，保持了原貌，因此临床仍须辨证施治，灵活应用。

鉴于编者学识浅薄，时间仓促，不足或错谬之处，敬请行家里手不吝指教。

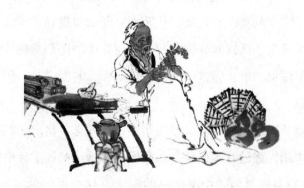

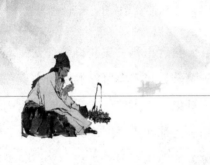
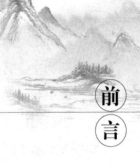

中医中药是一个宏大的宝库，其医籍浩瀚，承载了无数的方药、针法和其他各种治疗方法，但除专业医籍所载之外，散落于民间或载于其他古籍中未被收录的诸多单方、验方和其他一些独具特色的治法，其中也不乏有不逊于经方、时方之效者，且其体现中医药简便廉验之特色更为突出。

随着生活水平的提高和文化知识的普及，当今的人们更为关注健康。他们除了求助于医生之外，更想通过阅读来了解自己的身体状况，了解中药的基本常识，希望用一些简便易行、经济有效的方法来预防疾病。

中医主要是用中草药来治病疗伤的。同西药比起来，中草药有自身独特的特点，取自天然，副作用较小，对常见病、慢性病有较好的预防和治疗效果，能够有效地增强人体免疫力和自我调节能力。更重要的是，对于一些西药无能为力的疑难杂症，中草药也有十分独特的作用。同时，大部分中草药分布十分广泛，取材十分方便，应用也十分简单，几种田间地头常见的植物即可解除患者的痛苦，对于广大农民朋友来说，更具特殊的意义。

《民间奇效良方》一书广泛收集资料，并参考已出版的权威版本进行精心筛选和整理，收录的民间药方集实用性、科学性和可操作性为一体，内容涉及多种常见病和部分疑难病症，其中以常见的内外科病为主，另有儿科、妇科、男科、皮肤科等常见病。

　　本书收录的方剂中的草药均是安全可靠的常用中草药，还有我们日常生活中的五谷杂粮、瓜果、禽蛋等。需要特别说明的是：治疗疾病应该溯本求源，找出病因，那些头痛医头、脚痛医脚的治病方法是极端错误的。在偏方、秘方的使用上严禁拿来主义，因为即使同一种疾病在不同的人身上，症状表现往往会有很大的差异；同时，一些不同的疾病却有时会表现出相同的症状。所以，在使用偏方时应先由具有一定资质、经验丰富的医生进行系统检查，找出病因，再针对个体情况科学使用本书所载方剂，以免贻误病情。

　　全书内容丰富，资料翔实，介绍的方剂取材容易，疗效可靠，实用性强，可供基层医务人员及城乡家庭自疗者阅读参考。

　　本书是编者从各种典籍中精心遴选下来的秘方、药方，在整个收集整理的过程中，编者克服了种种困难终于将该书付梓成稿。但因编者水平有限，书中难免有不当或谬误之处，敬请专业人士和读者批评指正。

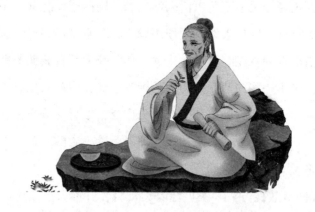

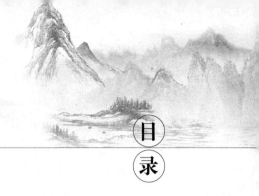

内科疾病

外科疾病

儿科疾病

妇科疾病

男科疾病

皮肤科疾病

五官科疾病

内科疾病

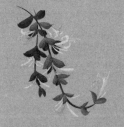

感　冒

　　感冒是一种常见病，中医学认为，此病是由外邪乘虚侵入所致，所以，身体过度疲劳、着凉、抵抗力低下时易患此病。临床主要症状为发热头痛、咽喉发痒、鼻塞、流涕、咳痰、咳嗽、全身疲倦、恶寒、四肢酸痛等。

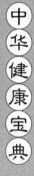

方一

【配　方】　大青叶、板蓝根、紫草各50克。

【制用法】　将上药用温水浸泡30分钟后，用文火煎，煮沸后3~5分钟即可，忌煎时间过长，每日1剂，分2次服。小儿少量频服。

【功　效】　清热解毒。主治流行性感冒。

方二

【配　方】　板蓝根、银花、连翘各30克，荆芥10克（后下）。

【制用法】　煎成50%浓液，每服30~60毫升，1日3次，儿童酌减。服药后多饮水。

【功　效】　清热解毒，凉血利咽。主治风热感冒、咽红喉痛、目赤发热、咳嗽痰黄等。

【加　减】　咳嗽者，加生甘草、桔梗、杏仁各10克；咽喉肿痛者，加锦灯笼、山豆根各10克。

【备　注】　风寒外感忌用。

方三

【配　方】　人参、苏叶、葛根、前胡、半夏、茯苓各22克，陈皮、甘草、桔梗、枳壳、木香各15克，生姜3片，大枣1枚。

【制用法】　水煎服，每日1剂。

【功　效】　益气解毒，祛痰止咳。主治病毒性感冒。

方四

【配　方】　柴胡、桂枝各6克，黄芩9克，白芍8克，党参10克，半夏3克，生姜2片，甘草2克。

【制用法】	每日 1 剂，水煎服。
【功　效】	解急退热，温阳散寒。主治流行性感冒。
【加　减】	肢节疼痛偏重者，去党参，加生黄芪 12 克，防风 6 克；口干者，去半夏，加麦冬 10 克；咳痰黄黏者，去生姜、半夏，加竹茹、枳实各 8 克；体质较实者，不用党参；体质弱者，加当归 8 克。

方五

【配　方】	西瓜、番茄各适量。
【制用法】	西瓜取瓤，去籽，用纱布绞挤汁液。番茄先用沸水烫，剥去皮，也用纱布绞挤汁液。二汁合并，代茶饮用。
【功　效】	清热解毒，祛暑化湿。主治夏季感冒。

方六

【配　方】	鸡蛋 1 个，冰糖 30 克。
【制用法】	将鸡蛋打破，同捣碎的冰糖混合调匀。临睡前用开水冲服，微汗。
【功　效】	养阴润燥，清肺止咳。主治感冒，对小儿鼻衄亦有效。

方七

【配　方】	香薷 10 克，银花、连翘各 15 克，青蒿 12 克，板蓝根、大青叶各 30 克。
【制用法】	将上药水煎，分 2 次服，每日 1 剂。
【功　效】	发汗，解毒。主治夏季流感。
【加　减】	偏寒者，加淡豆豉；偏热者，加薄荷、野菊花；汗多者，去香薷；热盛者，加鸭跖草；咳重者，加杏仁、虎耳草；暑湿明显者，加鲜藿香、鲜佩兰、厚朴、六一散；恶心呕吐者，加姜半夏、竹茹。

方八

【配　方】	大白萝卜。
【制用法】	将大白萝卜洗净，捣烂取汁。滴入鼻内，治各种头痛；饮用，主治中风。
【功　效】	清热生津。主治感冒头痛、火热头痛、中暑头痛及中风头痛等。

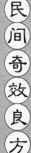

方九

【配　方】　葱白、生姜各15克，食盐3克。

【制用法】　葱、姜洗净，捣烂成糊，用纱布包裹。用力涂擦前胸、后背、脚心、手心、腋窝、肘窝，擦后安卧。

【功　效】　清热，发表，通阳，解毒。主治感冒。

方十

【配　方】　豆豉、紫苏叶、生姜各10克，葱白5根。

【制用法】　每天1剂，煎2遍，1日3次分服。服后多饮热开水，以汗出为佳。

【功　效】　解表，散寒，温中。主治风寒感冒。

【加　减】　头痛较重者，加白芷10克；鼻塞嚏多较甚者，加辛夷10克，麻黄6克；咳嗽者，加杏仁10克，桔梗10克。

【备　注】　风热外感忌用。

方十一

【配　方】　萝卜、甘蔗各500克，金银花10克，竹叶5克，白糖适量。

【制用法】　萝卜与甘蔗切块，加水于砂锅内，下金银花、竹叶共煎，饮服时加白糖。可当茶饮，每日数次。

【功　效】　消积化热，润燥止痛。主治感冒。

方十二

【配　方】　桑叶、菊花各6克，淡竹叶、白茅根各30克，薄荷3克。

【制用法】　上述各药用沸水冲泡10分钟，频饮或放冷作为饮料大量饮用，连服2~3日。

【功　效】　疏散风热。主治外感风热所致的感冒。

方十三

【配　方】　橄榄5枚，白萝卜200克。

【制用法】　将白萝卜洗净，切作小块，同橄榄共煮汤。日服3次，用量不限。

【功　效】　清热解毒。主治流行性感冒、白喉等。

方十四

【配　方】　柴胡、香薷、银花、连翘、厚朴、炒扁豆、淡竹叶、藿香各10克，黄芩、焦山栀各5克。

【制用法】　每日1剂，先用温水浸泡30分钟，水煎，煮沸后10分钟即可

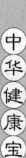

服用，分 3~4 次温服。

【功　效】　祛暑化湿，退热和中。主治夏季感冒。

【加　减】　湿邪偏重、恶心呕吐明显者，加佩兰叶 10 克，白豆蔻 5 克；暑热偏重、高热口渴、心烦、尿短赤者，加生石膏、板蓝根各 20 克，知母 10 克；热盛动风、高热抽搐者，加紫雪散 1 支。

【备　注】　汗出热退后避风寒，忌生冷油腻。

方十五

【配　方】　糯米 100 克，葱白、生姜各 20 克，食醋 30 毫升。

【制用法】　先将糯米煮成粥，再把葱、姜捣烂下粥内沸后煮 5 分钟，然后倒入醋，立即起锅。趁热服下，上床覆被以助药力。15 分钟后便觉胃中热气升腾，遍体微热而出小汗。每日早晚各 1 次，连服 4 次即愈。

【功　效】　发表解毒，祛风散寒。主治风寒感冒。

【备　注】　风热感冒不宜服用。

咳　嗽

　　咳嗽是一种常见的肺部疾病，中医学认为，其由失于宣肃，上逆作声而引起，春冬季节多发。《黄帝内经》载："五脏六腑皆令人咳，非独肺也。"也就是说，咳嗽虽然主要是肺经的病，但与其他脏腑都有关系。治疗本证，需要根据病因和机体反应性的不同而用药。

方一

【配　方】　大白萝卜 1 个，蜂蜜 30 克，白胡椒 5 粒，麻黄 2 克。

【制用法】　将大白萝卜洗净，切片，放入碗内，倒入蜂蜜及白胡椒、麻黄等共蒸 30 分钟。趁热顿服，卧床见汗即愈。

【功　效】　发汗散寒，止咳化痰。主治风寒咳嗽。

方二

【配　方】　白萝卜 1 个，葱白 6 根，生姜 15 克。

【制用法】	用水 3 碗先将萝卜煮熟，再放葱白、姜，煮至 1 碗，药、汤一并口服。
【功　效】	宣肺解表，化痰止咳。主治风寒咳嗽。

方三

【配　方】	橘皮 15~20 克（鲜者 30 克），粳米 50~100 克。
【制用法】	先把橘皮煎取药汁，去渣，然后加入粳米煮粥，或将橘皮晒干，研为细末，每次用 3~5 克调入已煮沸的稀粥中，再同煮服用。
【功　效】	顺气化痰。主治痰湿犯肺之咳嗽。

方四

【配　方】	白糖 50 克，于鸡蛋 1 个，鲜姜适量。
【制用法】	先将鸡蛋打入碗中，搅拌均匀。白糖加水半碗煮沸，以此沸水冲备好鸡蛋，搅匀，再绞取姜汁，倒入其中调匀。每日早晚各服 1 次。
【功　效】	补虚损。主治久咳不愈。

方五

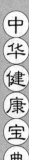

【配　方】	蜂蜜、白及各 20 克，百部、栝楼各 25 克。
【制用法】	先将百部、白及、栝楼水煎，去滓取汁，再调入蜂蜜搅匀，每日 1 剂，分 2 次服用。
【功　效】	润肺止咳，清热止血。主治痰中带血及肺结核久咳。

方六

【配　方】	生芝麻 15 克，冰糖 10 克。
【制用法】	芝麻与冰糖共放碗中，开水冲饮。
【功　效】	润肺，生津。主治夜嗽不止、咳嗽无痰。

方七

【配　方】	芫荽（香菜）、饴糖各 30 克，大米 100 克。
【制用法】	先将大米洗净，加水煮汤。取大米汤 3 汤匙与芫荽、饴糖搅拌后蒸 10 分钟。趁热将药、汤 1 次服下。
【功　效】	发汗透表。主治伤风感冒引起的咳嗽，注意避风寒。

方八

【配　方】	山药 1000 克，蜜枣 10 枚，板油丁 100 克，白糖 350 克，桂花汁、湿淀粉、熟猪油各少许。

【制用法】 ①山药洗净，放入锅内，加清水淹没山药为度，用旺火煮，待山药较烂时捞起，去皮，用刀剖成6厘米长、3厘米宽的长方块，拍扁。蜜枣去核待用。②在大汤碗内涂抹上熟猪油，碗底垫一层蜜枣、一层山药，两者间夹一层糖、板油丁，逐层放至碗口，撒上白糖，扣上盖盘，上笼蒸1小时左右，然后取下，翻身入盘。③炒锅上火，滤入盘内汤汁，放清水100克、白糖150克和少许桂花汁烧沸，用水淀粉勾芡，起锅浇在山药上即成。

【功　效】 补肾润肺。主治肺虚久咳。

方九

【配　方】 花生米、大枣、蜂蜜各30克。

【制用法】 用水共煎极烂。饮汤，日服2次。

【功　效】 止嗽化痰。主治咳嗽、痰饮。

哮　喘

　　哮喘发病时间不规律，天气变化时容易引发此病。中医学认为，哮喘与肺、脾、肾三脏有关。哮喘其实指哮和喘两种症状，哮是喉中有痰，喘则胁肩，呼吸急促，与哮各异。因两症多一起发作，所以称为哮喘。主要症状为气急，上气不接下气，不仅呼吸困难，且带喘声，喉中痰鸣，胸喉之间，顽痰淤积梗死，有的兼有咳嗽，患者面色苍白，甚至发青发紫，眼球突出，冷汗淋漓，坐卧不宁，睡眠不安。

方一

【配　方】 南瓜5个，鲜姜汁60克，麦芽1500克。

【制用法】 将南瓜去籽，切块，入锅内加水煮极烂为粥，用纱布绞取汁，再将汁煮剩一半，放入姜汁、麦芽，以文火熬成膏。每晚服150克，严重患者早晚服用。

【功　效】 平喘。主治多年哮喘、入冬哮喘加重。

方二

【配　方】 柚子1个（约1000克，去肉留皮），百合125克，白糖125克。

【制用法】 将上述3味加水60毫升，煎2~3小时。分3次服完，每日1次，每服3个柚子为1个疗程。儿童减半。

【功　效】 补脾虚，清肺热，消痰涎。主治陈久咳嗽、痰多，哮喘，肺气肿等。

【备　注】 忌食油菜、萝卜、鱼虾。

方三

【配　方】 红萝卜1500克，鸡蛋、绿豆各适量。

【制用法】 ①冬至时制作：红萝卜，去头尾，洗净，切成3毫米厚的均匀薄片，再以线穿成串，晾干后收藏好。②每次取萝卜干3片，鸡蛋1个，绿豆6克，共放入锅内，加水煮30分钟至豆熟烂。③服时剥去鸡蛋皮，连同萝卜、绿豆及汤一起吃下。从三伏第一天开始服用，每日1次，连续用30日。

【功　效】 止咳平喘。主治慢性气管炎和支气管哮喘。

【备　注】 ①方剂中的食物原料，只选用红萝卜。②烹制和服用时，不要加其他佐料。用砂锅或搪瓷器皿煮制，不能用金属锅或有油污的容器。③饭前空腹食，早晚均可。④制作时间以冬至这一天为最理想，"三伏"即指头伏第一天至末伏最后一天。

方四

【配　方】 麝香1~1.5克，紫皮蒜10~15头（所用头数随患者年龄及蒜头大小而定。）

【制用法】 麝香研成细末，蒜皮捣为烂泥。农历五月初五（即端午节）中午近12时，患者俯卧，用肥皂水、盐水清洁局部皮肤。中午12时，将麝香末均匀撒在第7颈椎棘突到第12胸椎棘突的总区域内，然后将蒜泥敷于麝香上，60~70分钟后将麝香及蒜泥取下，清洗局部，以消毒硼酸软膏涂抹，再敷一塑料薄膜，并以胶布固定。有的患者做1次，哮喘即减轻，有的不再发作。为巩固疗效，可连续贴治3年。

【功　效】 补益散结，止咳平喘。主治陈久性哮喘。

方五

【配　方】　曼陀罗花（或叶）30克，灸远志、甘草、地龙各150克。

【制用法】　研极细末，炼蜜为丸，每粒3克，每次服1粒，1日3次。

【功　效】　解痉平喘豁痰，润肺止咳。主治咳喘。

【备　注】　曼陀罗花有毒，一定要在有经验的医师指导下正确服用。痰热盛者忌用。不良反应有口干、头晕眼花、心跳加快；青光眼及前列腺增生者忌用。如出现不良反应，可立即催吐，减少体内吸收，并及时就医。

方六

【配　方】　乌贼骨（墨斗鱼骨）500克，砂糖1000克。

【制用法】　乌贼骨于锅内焙干，捣碎，研成粉末。加砂糖调匀，装入瓶内封存。成人每次服15~25克，儿童按年龄酌减，每日3次，开水送服。

【功　效】　收敛，定喘。主治哮喘。

方七

【配　方】　猪板油、麦芽糖、蜂蜜各120克。

【制用法】　将上述3味共熬成膏，每日服数次，每次1汤匙，口中含化，数日后喘即止。忌食生冷及辛辣刺激性食物。

【功　效】　润肺平喘。主治咳嗽痰喘。

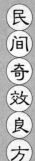

肺结核

　　肺结核是一种慢性传染性疾病，中医学认为，"痨虫"传染为本病外因，机体气血虚弱、阴精亏损、正气不足为本病内因。发病之初为肺阴亏损，渐发展为气阴两虚，最终发展为肺脾两虚或肺肾两虚。主要症状为咳嗽、咳痰、咯血、痰中带血、潮热、盗汗、消瘦、乏力等。儿童、青少年、老人及免疫力低下者易患此病。

方一

【配　方】　玉米须、冰糖各60克。

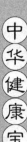

【制用法】　加水共煎。饮数次见效。

【功　效】　利水，止血。主治肺结核之咯血。

方二

【配　方】　南瓜藤（即瓜蔓）100克，白糖少许。

【制用法】　加水共煎成浓汁。每次服60克，每日2次。

【功　效】　清肺，和胃，通络。主治肺结核之潮热。

方三

【配　方】　生藕汁、梨汁、白萝卜汁、鲜姜汁、蜂蜜、香油、飞箩面各120克，川贝18克。

【制用法】　将川贝研细面，和各药共置瓷盆内，以竹箸搅匀，再置大瓷碗或砂锅内，笼中蒸熟，为丸如红枣大。每服3丸，日3次夜3次，不可间断，小儿减半。

【功　效】　散癖止血，养阴清热，化痰润肺。主治肺结核之喘咳、吐痰吐血等。

【备　注】　服药后如厌食油物、恶心者，急食咸物可止。忌食葱、蒜。

方四

【配　方】　沙参、冰糖各30克，鸡蛋2个。

【制用法】　先将鸡蛋洗干净，将鸡蛋同沙参放入锅内，加清水2碗同煮，蛋熟后去壳再煨煮30分钟，加冰糖调味，可饮汤食蛋。

【功　效】　养阴清肺，降火除热。主治肺结核之咳嗽、痰中带血，虚火牙痛、咽痛等。

方五

【配　方】　鸡蛋壳（皮）、鸡蛋黄各6个。

【制用法】　将蛋壳研细，放入蛋黄搅匀，然后置于搪瓷碗或陶器内，于炭火上炒拌至焦黑，即有褐色之油渗出，将油盛在盖碗内备用。每次饭前1小时服5滴，每日3次。

【功　效】　滋阴养血，润燥利肺。主治肺结核。

方六

【配　方】　鱼肝油1瓶，白果仁56粒。

【制用法】　将鱼肝油倒入罐内，放入白果仁浸泡100日以上，每日吃2次，每次吃4粒白果仁，7日为1个疗程。可连续服用几个疗程。

【功　效】　润肺，定喘，止嗽。主治肺结核之咳嗽、消瘦、乏力等。

方七

【配　方】　鳗鲡（白鳝）150克，大蒜2头，葱、姜、油、盐各适量。

【制用法】　将鳗鲡开膛洗净，切段，大蒜去皮，洗净。将锅置于旺火上，加油烧热，放入鳗鲡煎炸至金黄色，下大蒜及调料，加水1碗煮至鱼熟即成。鳗鲡烧存性，研细（或做成丸剂），每服5～10克，每日2次。

【功　效】　补虚羸，祛风湿，杀菌。主治肺结核。

【备　注】　亦可用于肺结核、淋巴结核治疗。

方八

【配　方】　羊苦胆1枚。

【制用法】　洗净后蒸食之。每日1枚，3个月为1个疗程。

【功　效】　清热解毒。主治肺结核。

【备　注】　为了便于保存和食用，把羊胆焙干，研细，过筛，使之成为粉末，每日服1克，亦有同等功效。

失　眠

　　失眠是指睡眠不深或睡眠不足，中医学中称"不寐"或"不得卧"，多因脾胃不和、思虑过度、火扰心神所致。主要表现为入睡困难，时常觉醒及（或）晨醒过早，根据病因，伴有头昏脑涨、食欲不振、情绪不稳、注意力不集中等症。

方一

【配　方】　大枣15枚，葱白8根，白糖5克。

【制用法】　用水2碗熬煮成1碗。临睡前顿服。

【功　效】　补气安神。主治神经衰弱之失眠。

【备　注】　临睡前用热水烫脚，多泡些时间，水凉再加热水，足浴时服用备好的汤剂，疗效更好。或可以备好汤剂冲鸡蛋同饮，亦有功效。

方二

【配　方】　醋（陈醋或香醋）10毫升。

【制用法】　将食醋调在1杯温开水中喝下。每日睡前1小时饮用。

【功　效】　镇静，安神，助眠。主治失眠。

方三

【配　方】　生地、麦冬、代赭石、珍珠母各15克，沙参、玄参、银花各12克。

【制用法】　每日1剂，水煎，早晚分服。

【功　效】　补肝肾，平肝安神。主治失眠。

【加　减】　身体虚弱者，加党参、远志、枣仁；热盛者，加知母、石膏；胃寒者，加茯苓、半夏各12克；头痛者，加荆芥、蔓荆芥子各12克。

方四

【配　方】　鲜桑葚100克，冰糖10克。

【制用法】　加水共煎煮。以糖调饮。

【功　效】　补肝益肾。主治神经衰弱之失眠、习惯性便秘等。

【备　注】　《随息居饮食谱》：此方还有滋肝肾、充血、祛风湿、健步履、熄虚风、清虚火等功效。

方五

【配　方】　鲜龙眼500克，白糖50克。

【制用法】　将鲜龙眼去皮和核，放入碗中，加白糖，上笼蒸，晾3次，使色泽变黑。将变黑的龙眼拌白糖少许，装入瓶中即成。每次服龙眼肉4粒，每日2次。

【功　效】　养心安神。主治病后体弱及心血不足所致的失眠、心悸、健忘等。

方六

【配　方】　核桃仁、黑芝麻、枸杞子、五味子、杭菊花各等份，蜂蜜适量。

【制用法】　共捣烂，研为细末，炼蜜为丸，每丸15克，每次1丸，每日3次，空腹服。

【功　效】　滋阴，清热。主治头晕、眼花，失眠。

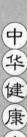

方七

【配　方】　酸枣仁 5 克，粳米 100 克。

【制用法】　酸枣仁炒黄研末，备用。将粳米洗净，加水煮作粥，临熟，下酸枣仁末，再煮。空腹食之。

【功　效】　宁心安神。主治心悸、失眠、多梦。

方八

【配　方】　黄芪 30 克，升麻 15 克，柴胡 12 克，白术、陈皮、党参、当归、甘草各 9 克。

【制用法】　每日 1 剂，水煎，分 2 次服。

【功　效】　补中益气，疏肝解郁。主治失眠症。

眩　晕

　　眩晕俗称头晕，是机体产生的一种位置性错觉，主要表现为身体晃动不适或感觉天旋地转，可能伴有恶心、呕吐、出汗、心慌、脸色苍白、乏力等症。中医学认为，引发眩晕的原因有四。一是外邪袭人，邪气循经脉上扰巅顶，清窍被扰。二是脏腑功能失调，或肾精亏耗，不能生髓，髓海不足；或肝阳上亢，上扰清窍；或脾胃不足，气血亏虚，脑失所养。三是痰湿中阻，痰湿上犯，蒙蔽清阳。四是瘀血内阻，清窍受扰。

方一

【配　方】　党参、法半夏、天麻各 9 克，当归、熟地、白芍、白术各 30 克，川芎、山萸肉各 15 克，陈皮 3 克。

【制用法】　水煎服，每日 1 剂。

【功　效】　补益气血。主治眩晕。

方二

【配　方】　熟地黄、枸杞各 15 克，山萸肉 12 克，山药、菟丝子、川牛膝各 10 克，鹿角胶、龟板胶各 9 克。

【制用法】　水煎服，每日 1 剂，分 2 次服。

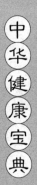

【功　效】　滋补肾阴。主治肾阴虚所致眩晕。

方三

【配　方】　生石决明 21~45 克（先下），生牡蛎 15~30 克，生地、生白芍、夜交藤各 9~15 克，白蒺藜 9~12 克，酸枣仁 9~18 克，合欢花 6~12 克，远志、黄芩各 6~9 克，番附 6 克。

【制用法】　水煎服，每日 1 剂。

【功　效】　平肝潜阳，养心安神。主治眩晕。

【加　减】　肝血虚而致目昏、面色萎黄者，重用白芍，加当归、何首乌、阿胶。肝阳上扰而致头晕目眩者，重用生牡蛎，加生赭石、天麻。肝风内动而致筋惕肉瞤者，加菊花、钩藤、僵蚕。肝火上炎而致头痛目赤者，加龙胆草、芦荟、青黛。肾阴不足而致腰膝软、五心烦热者，重用生地，加山萸肉、天冬、女贞子、龟板胶、当归；兼见肾阳不足者，去白蒺藜、远志，加肉桂、附片、肉苁蓉，同时注意阴中求阳，加熟地、龟板、桑葚、枸杞子。

【备　注】　凡阴虚火旺而致的头痛、眩晕、失眠、抑郁、烦躁、汗多、易怒、心悸、胁痛等均可用此方治疗。

方四

【配　方】　当归 10 克，生地黄、川芎各 12 克，桃仁、红花各 9 克，枳壳 8 克，赤芍、柴胡、甘草、桔梗各 6 克，牛膝 15 克。

【制用法】　水煎服，每日 1 剂，分 2 次服。

【功　效】　祛瘀生新，活血通经。主治瘀血阻络所致头目眩晕。

方五

【配　方】　芹菜 500 克，食油、酱油各 15 克，盐 2.5 克，花椒、葱花各少许。

【制用法】　将芹菜切去根须，除掉菜叶，仅取菜梗，撕去梗上粗筋，冲洗干净，沥干后切成 3 厘米长段。在锅内放入食油，待食油烧热后放入花椒，炸至九成熟，将花椒取出不用。将葱花放入锅内稍炸，随即放入芹菜，翻炒均匀后加入酱油、盐，再炒拌均匀，略煮出锅。

【功　效】　祛脂降压，利水清热。主治高血压、高血脂所致的头晕目眩、失眠头痛等。

呃 逆

呃逆，俗称"打嗝"，中医学称为"哕"。中医学认为，此病多由脾胃虚弱、饮食不当（过食生冷或进食太快等）、情志不遂等引起。主要表现为气逆上冲，喉间呃呃连声，声短而频，令人不能自制。临床表现为几分钟或30分钟1次呃逆，亦有连续7~8声始停的。

方一

【配　方】　威灵仙、制半夏、制川朴、生姜各15克，丁香6克，柿蒂20个。

【制用法】　煎2遍和匀，1日3次分服。

【功　效】　降逆止呃，化痰除瘀，温中下气。主治呃逆。

【加　减】　病久气虚者，加党参15克。

【备　注】　胃热者忌服。

方二

【配　方】　丁香、沉香、吴茱萸各15克，生姜汁、葱汁各5毫升。

【制用法】　先将前3味药共研细末，加入姜汁，葱汁调匀如软青状，装瓶备用。用时取药膏适量，敷于脐孔上，外以纱布覆盖，胶布固定。每日换药1次。

【功　效】　温胃散寒，降逆止呃。主治呃逆。

方三

【配　方】　生赭石30克，沉香、法半夏各15克。

【制用法】　上药共研细末，装瓶备用。用时取药末20克，以生姜汁调匀成膏，贴敷中脘、肚脐上，外以纱布盖上，胶布固定。每日换药1次。

【功　效】　降逆止呃。主治呃逆。

民间奇效良方

方四

【配　方】　白糖1汤匙。

【制用法】　呃逆时立即吃1汤匙白糖。持续呃逆6周以上者，可重复使用此法数次。

【功　效】　止呃。主治呃逆。

方五

【配　方】　米醋10~20毫升。

【制用法】　呃逆发作时服米醋，一般都有效，止后复发再服仍效。

【功　效】　散寒解毒，下气消食。主治中焦虚寒胃气上逆之呃逆。

【备　注】　肝火犯胃、嘈杂泛酸者忌之。

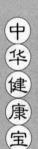

消化不良

　　消化不良是一种常见病。根据病因可分为器质性消化不良和功能性消化不良两种。中医学认为，胃痞、腹痛、呕吐等属于消化不良的范畴，多由暴饮暴食、温凉失宜、饮食不节所致，主要表现为上腹痛、腹胀、早饱、嗳气、食欲不振、恶心、呕吐等，重者可出现大便次数增多。

方一

【配　方】　山楂（山里红）、怀山药各250克，白糖100克。

【制用法】　怀山药、山楂晒干研末，与白糖混合，炼蜜为丸，每丸15克，每日3次，温开水送服。

【功　效】　补中，化积。主治脾胃虚弱所致消化不良。

方二

【配　方】　苹果2个，瘦猪肉200克。

【制用法】　苹果切块，用2碗水先煮，水沸后加入切片猪肉，肉熟透，调味服食。

【功　效】　生津止渴，润肠健胃。主治肠胃不适及消化不良。

方三

【配　方】　鹧鸪菜干品、鸡内金各适量。

【制用法】　共研为细末备用。每次 3 克，每日服 2 次，开水冲服。

【功　效】　消食化积。主治食欲不振、消化不良。

方四

【配　方】　红茶 50 克，白砂糖 500 克。

【制用法】　红茶加水煎煮。每 20 分钟取煎液 1 次，加水再煎，共取煎液 4 次。合并煎液，再以小火煎煮浓缩，至煎液较浓时，加白砂糖调匀。再煎熬至用铲挑起呈丝状，到粘手时停火，趁热倒在表面涂过食油的大搪瓷盆中，待稍冷，将糖分割成块即可。每饭后含食 1~2 块。

【功　效】　清神，化食。主治消化不良、膨闷胀饱、胃痛不适等。

方五

【配　方】　橘皮 10 克（干品 3 克），大枣 10 枚。

【制用法】　先将大枣用锅炒焦，然后同橘皮放于杯中，以沸水冲沏约 10 分钟后可饮。

【功　效】　调中，醒胃。主治消化不良。

方六

【配　方】　蔓菁 200 克，酱油、醋各适量。

【制用法】　将蔓菁洗净切成细丝，放入开水锅内焯熟，沥干倒入碗内，下调料拌食。

【功　效】　下气开胃。主治消化不良。

呕　吐

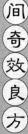

　　呕吐是胃内容物经口吐出体外的一种复杂的反射性动作。中医学认为，此病多由外感六淫而邪气犯胃、内伤七情或饮食不节、劳倦过度而胃气上逆所致。此外一些胃肠道疾病及其他疾病、妊娠也多引发呕吐。

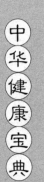

方一

【配　方】　陈醋、明矾、面粉各适量。

【制用法】　上3味共调成糊状。用时敷于两足心涌泉穴，用纱布包扎固定，一般30分钟后可见效。

【功　效】　消积解毒，清热散癖。主治呕吐不止、泄泻。

方二

【配　方】　白胡椒、制半夏、鲜姜各等份。

【制用法】　前2味共研细末。鲜姜煎汤。以姜汤和面，同白胡椒末、半夏末调匀并捏成大丸。每服30~40丸，用姜汤送下，每日2次。

【功　效】　暖肠胃。主治呕吐（包括胃炎，幽门肥厚、狭窄，胃癌初期等呕吐）。

方三

【配　方】　白胡椒、生姜、紫苏各5克。

【制用法】　水煎服，每日2次。

【功　效】　健胃止呕。主治食荤腥、宿食不消化引起的呕吐及腹痛。

方四

【配　方】　炒白术15克，橘红、当归、炒香附、厚朴、竹茹、白参、沙参、石斛、生姜各10克，甘草、砂仁各5克。

【制用法】　每日1剂，水煎服。

【功　效】　理气化痰，降逆止呕。主治妊娠呕吐。

方五

【配　方】　甘蔗汁半杯，鲜姜汁1汤匙。

【制用法】　甘蔗汁是将甘蔗剥去皮，捣烂取汁。姜汁制法与此同。将两汁和匀，稍温服饮，每日2次。

【功　效】　清热解毒，和胃止呕。主治胃癌初期、妊娠反应、慢性胃病等引起的反胃吐食或干呕不止。

方六

【配　方】　柿饼（带蒂）5个。

【制用法】　柿饼蒸熟后饭前食。

【功　效】　清热，降逆。主治胃寒呕吐、反胃。

方七

【配　方】　萝卜1个，蜂蜜50克。

【制用法】　将萝卜洗净切丝捣烂成泥，拌上蜂蜜。分2次服用。

【功　效】　健脾，和中，养胃。主治恶心呕吐。

方八

【配　方】　炒杜仲12克，麦冬、姜竹茹各10克，太子参、菟丝子各9克，酸枣仁、山萸肉各6克，乌梅肉、远志各3克，砂仁1.5克。

【制用法】　每日1剂，水煎服。

【功　效】　益气养血，和胃降逆。主治妊娠呕吐。

方九

【配　方】　韭菜根。

【制用法】　洗净，捣烂绞取汁约1小酒杯。用少许开水冲服。

【功　效】　健胃止呕。主治呕吐、恶心。

方十

【配　方】　鲜羊奶适量。

【制用法】　将羊奶煮沸。每次饮1杯，每日2次。

【功　效】　滋阴养胃。主治阴虚所引起的反胃、干呕等。

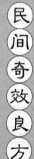

胃脘痛

　　胃脘痛是指上腹胃脘部近心窝处经常发生疼痛的病证，相当于西医学中的胃炎、胃痉挛、胃黏膜脱垂症、十二指肠炎。中医学认为，此病多由饮食不调、情志刺激、脾阳素虚、感受外寒、胃火和降所致。

方一

【配　方】　洋白菜500克，粳米50克。

【制用法】　洋白菜洗净，切碎煮30分钟，捞出菜不用，下米煮粥。日食2次。

【功　效】　缓急止痛。主治胃脘拘急疼痛。

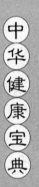

方二

【配　方】　土豆（不去皮）250克，蜂蜜少许。

【制用法】　将土豆洗净，切成丁，用水煮成粥状。服时加蜂蜜。每日清晨空腹食用，连服半月。

【功　效】　和中养胃。主治脘隐痛不适。

【备　注】　禁用发芽的土豆。

方三

【配　方】　白砂糖150克。

【制用法】　加水煎煮至汤浓为度。饮用。

【功　效】　降浊解毒。主治中虚脘痛。

方四

【配　方】　猪肚（猪胃）200克，鲜姜50克，肉桂5克。

【制用法】　猪肚洗净切丝，同姜与肉桂放在碗内，隔水炖至熟烂，分2次吃完。

【功　效】　补益脾胃。主治脾胃阳虚或胃寒所致的胃脘隐痛、喜热畏寒、吐清水、口淡不渴等。

胃及十二指肠溃疡

　　胃及十二指肠溃疡是指胃溃疡和十二指肠溃疡，可统称为消化道溃疡，属中医"胃脘痛"范畴，主要表现为上腹部疼痛、泛酸、嗳气，或饥饿时隐痛不适。中医学认为，此病与进食、情志等有关，饮食失调，或忧思愤怨，肝郁化火，热灼胃阴，致胃黏膜受损；或脾虚失运，湿邪凝聚，湿郁日久，腐蚀胃体，日久不解，均可诱发本病。

方一

【配　方】　土大黄（大黄亦可）、白及各30克，三七10克。

【制用法】　研极细末，每服5~10克，每日3次，凉开水送下。

【功　效】　凉血止血，生肌止血。主治胃及十二指肠溃疡。

【加　减】 大便干或秘结者，用大黄；大便稀者，用土大黄；嘈杂泛酸者，加乌贼骨 30 克共研。

【备　注】 大便转为黄色，潜血试验阴性后须继续服药 3~4 日以巩固疗效。

方二

【配　方】 珍珠粉、广木香各 50 克，人工牛黄粉 10 克。

【制用法】 研极细末和匀，用胶囊装每粒 0.5 克，每服 2 粒，每日 3 次，食前 1 小时温开水送下。连服 4 周为 1 个疗程。如 1 个疗程溃疡尚未愈合可继续服用。

【功　效】 消炎解痉，活血散瘀，理气止痛。主治胃及十二指肠溃疡、慢性胃炎所致胃热气滞之上腹疼痛或胀满嗳气、嘈杂泛酸。

【加　减】 上腹疼痛较重时，加延胡索 50 克。

【备　注】 避免忧思恼怒七情刺激，忌食生冷酸辣油腻及不易消化之食物，注意勿过饱过饥、暴饮暴食，以防复发。

方三

【配　方】 冬青 30 克，川楝子、白芷各 15 克。

【制用法】 每日 1 剂，水煎，分 2 次服。30 天为 1 个疗程，1 个疗程未愈而有效者可继服第 2 个疗程，2 个疗程未愈者停药。

【功　效】 消肿排脓，燥湿止痛。主治胃及十二指肠溃疡。

方四

【配　方】 煅乌贼骨、地榆炭各 15 克，白及粉 12 克，仙鹤草、藕节炭各 30 克。

【制用法】 先将后 3 味煎 2 遍和匀，每日 3 次分服。待药液稍凉时将乌贼骨粉 5 克、白及粉 4 克和入调匀服之。过热则药粉溶化后凝成胶状影响疗效。

【功　效】 收敛生肌，凉血止血。主治胃及十二指肠溃疡所致的出血、呕血、便血等。

【加　减】 大便干燥者，加生大黄 6 克或土大黄 15 克；上腹疼者，加痛痉散入汤剂中服之，每次 1 克，每日 3 次。

【备　注】 血止之后，仍须继续治疗溃疡病，以防复发。痛痉散处方组成：延胡索 270 克，天仙子 30 克，共研为极细末。

方五

【配　方】　猪肚（猪胃）1个，鲜姜250克。

【制用法】　将猪肚洗净，装入切成片的鲜姜，扎好，放入砂锅内，用文火煨熟，然后去姜。猪肚切丝，拌酱油吃，汤亦同饮。每个猪肚分3日吃完，可连续吃10个。

【功　效】　温中养胃。主治胃溃疡。

胃下垂

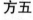

　　胃下垂是指胃在腹腔内无法保持原位置，下移至原位置之下的病证。主要表现为腹胀、恶心、嗳气、胃痛等。现代医学认为，胃下垂是胃壁及腹部肌肉松弛的结果。中医学认为，胃下垂是由思虑伤脾、气虚下陷所致。

方一

【配　方】　枳实、白术各15克，生姜10克。

【制用法】　煎150毫升，每日3次，食前30分钟服之。

【功　效】　消食除满，理气健胃。主治胃下垂弛缓无力、排空时间延长、水饮停留、上腹胀满、动摇有声（震水音）。

【加　减】　消化不良者，加"生三仙"各10克，同煎。

【备　注】　忌食油腻不易消化之食物。

方二

【配　方】　吴茱萸、党参、桂枝各12克，白术、茯苓、陈皮、制半夏各10克，干姜20克，旋覆花15克，炙甘草6克，大枣6枚。

【制用法】　每日1剂，水煎服，15日为1个疗程。

【功　效】　补中益气，健脾化湿。主治胃下垂。

方三

【配　方】　蓖麻子仁10克，升麻粉2克。

【制用法】　将蓖麻子仁捣烂如泥后加入升麻粉，制成直径2厘米、厚1厘米的圆饼备用。将患者百会穴周围（直径2厘米）的头发剃掉后，上置药饼，用绷带或其他方法固定。敷药后让患者取水平仰卧位，换宽松衣物，用盐水瓶（80℃）熨烫药饼，每日3次，每次3分钟。每块药饼可连续使用5日，休息1日后，更换药饼。10日为1个疗程。治疗以饭后2小时进行为宜。

【功　效】升提固脱。主治胃下垂。

【备　注】心脏病、高血压、呕吐、咯血患者及孕妇忌用。治疗期间注意休息，不暴饮暴食，不做剧烈运动，禁止房事。药饼切勿内服，以防中毒。如果胃的位置已在髂嵴连线6厘米以上，症状基本消失，则不需继续治疗。用药后患者胃蠕动增强，上升感越明显，疗效越好；个别患者用药后有恶心、胸闷、小腹牵拉性或撕裂样疼痛，一旦停止治疗，症状即消失。

方四

【配　方】蓖麻子仁3克（饱满洁白者为佳），五倍子1.5克。

【制用法】上2味药为1次用量。将2味捣碎，研细，混匀后加水，制成形似荸荠状、上尖下圆的药团，大小可根据患者脐眼大小而定。将药团对准脐眼塞上，外用橡皮膏固定，每日早中晚各1次。用热水袋放于脐眼上热敷，每次热敷5~10分钟，以感觉温热不烫皮肤为度。一般4日后取掉药团。贴敷3次为1个疗程。1个疗程后可做X线造影复查。如胃的位置已复原，应停止用药；未复原，可再进行第2个疗程。

【功　效】除湿通络，敛肺涩肠。主治胃下垂。

【备　注】采用此方治疗期间，应注意：①治疗不宜在寒、暑天进行，一般以室温在20℃左右较好。②治疗期间应适当卧床休息，减少活动，适当减少茶、汤的饮用量，少吃含水分多的食物，饮食以少量多次为好。③禁房事。④热敷时腹部可能出现较强的牵拉感，这是正常现象，不必惊慌，个别病人可出现过敏反应，过敏者应停用。⑤呕血及孕妇，不宜采用此法治疗。

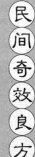

方五

【配　方】云苓25克，党参、黄芪、山药、当归、山楂各15克，柴胡、郁金、白术、枳壳、鸡内金各12克，升麻、陈皮、甘草各9克，大枣10枚。

【制用法】将上药水煎，分2次服。每日1剂。

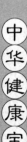

【功　效】　益脾和胃，补益气血。主治胃下垂。

【加　减】　痛甚者，加元胡 12 克；肝脾下垂者，加鳖甲 31 克；溃疡者，加白及 12 克，乌贼骨 15 克。

方六

【配　方】　肉桂 1 克（刮去粗皮），（炒）五倍子 2 克，（炒）何首乌 3 克。

【制用法】　将上药分别研为细末，混匀，每日 1 剂，用凉开水送服，20 天为 1 个疗程。

【功　效】　温经散寒，固肾涩肠。主治胃下垂。

方七

【配　方】　鲜仙人球 50~60 克，瘦猪肉 30~50 克。

【制用法】　先将瘦猪肉剁碎制成肉饼后，与仙人球一起煮熟，晚上睡前顿服，每日 1 剂。1 个月为 1 个疗程，可连服 2~3 个疗程。

【功　效】　补脾健胃。主治胃下垂。

方八

【配　方】　猪肚 250 克，白胡椒 15 克。

【制用法】　猪肚洗净切片，同白胡椒共煮熟后，分 2~3 次食用。

【功　效】　补益脾胃。主治胃下垂及胃寒疼痛。

【备　注】　牛肚可代替猪肚，功效相同。

肠胃炎

　　肠胃炎是一种急性炎症，多发于夏秋季，儿童、老人及抵抗力低下者易患此病。中医学认为，此病多由暴饮暴食、过食生冷、饮食不洁或食用不易消化的食物引起，主要症状为发热、恶心、呕吐、腹痛、腹泻等。

方一

【配　方】　乌梅 15 克，秦皮 30 克，黄连、苍术、厚朴、陈皮、生姜各 10 克，炙甘草 5 克，大枣 5 枚。

【制用法】　每日 1 剂，煎 2 遍和匀，每日 3 次分服。

【功　效】　清热燥湿，消除胀满，理气健脾。主治肠胃炎。

【加　减】　泄泻次数多、日久不减者，加罂粟壳 10 克同煎。

【备　注】　脾胃虚寒者不宜用此。

方二

【配　方】　枣树皮 20 克，红糖 15 克。

【制用法】　水煎去渣，加红糖调服，每日 1 次。

【功　效】　消炎，止泻，固肠。主治肠胃炎、下痢腹痛、胃痛。

方三

【配　方】　番薯藤 60~90 克，盐少许。

【制用法】　将番薯藤加盐炒焦，冲水煎服。

【功　效】　解毒，消炎。主治急性肠胃炎之上吐下泻。

方四

【配　方】　龙眼核（即桂圆核）适量。

【制用法】　将龙眼核焙干研成细粉。每次 25 克，每日 2 次，温开水送服。

【功　效】　补脾和胃。主治急性肠胃炎。

方五

【配　方】　羊肉、秫米（高粱米）各 100 克，盐少许。

【制用法】　羊肉切丁，同秫米共煮粥食。

【功　效】　补虚开胃。主治脾胃虚弱而致的消化不良、腹部隐痛等。

方六

【配　方】　牛肉 1000 克，砂仁、陈皮各 5 克，生姜 15 克，桂皮 3 克，盐少许。

【制用法】　先炖牛肉至半熟，然后将以上各味共炖烂，服前加盐调味，取汁饮用。

【功　效】　健脾醒胃。主治脾胃虚弱而致的消化不良。

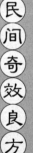

肠 炎

　　肠炎是指各种病因所引起的肠道黏膜炎症，可分为急性和慢性两大类。此病主要表现为食欲下降、恶心、呕吐、肠鸣、腹痛、腹泻，随年龄增长，病发率升高。中医学认为，此病多由饮食不节、情志失调等引起。

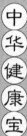

方一

【配　方】　野菊花 10~30 克。

【制用法】　煎汤去渣，煎液 100~300 毫升，待温至 38℃~40℃，排空大便，插入橡皮导管约 20 厘米，保留灌肠，每晚睡前一次，最好能保留 4 小时以上，连续灌肠 2 周为 1 个疗程。

【功　效】　清热解毒，收敛止泻。主治慢性肠炎、肠功能紊乱之湿热留恋。

【加　减】　大便带脓血者，加绿茶 5~15 克同煎。

【备　注】　本方对脾肾两虚之五更泄泻疗效不佳。

方二

【配　方】　白胡椒 6 粒，炮干姜、炒雄黄粉、肉桂、吴茱萸各 1 克。

【制用法】　上药共研细末，备用。将脱脂药棉蘸上药粉，敷贴于脐孔上，外以纱布盖上，胶布固定。每日换药 1 次。

【功　效】　温中，散寒，止泻。主治肠炎。

方三

【配　方】　当归 120 克，白芍 60 克，甘草、槟榔、枳壳、车前子各 10 克，莱菔子 30 克。

【制用法】　水煎服。

【功　效】　养阴清热，健脾利湿，疏肝理气，行血止痛。主治慢性阿米巴痢疾、霉菌性肠炎、肠管硬化症、血吸虫病及直肠炎、慢性非特异性溃疡性结肠炎、滴虫性肠炎等。

【备　注】　临床上根据疾病的情况，可随症加减。

方四

【配　方】　猪胆1个，绿豆100克。

【制用法】　将绿豆碾碎，研成粉末。把绿豆粉纳入猪胆汁内浸泡多日。首次服1克，以后每次服0.5克，每日3次，温开水送下。

【功　效】　清热解毒。主治肠炎腹泻。

方五

【配　方】　苦参30克。

【制用法】　将苦参加水500毫升，文火煎至80~100毫升，每晚临睡前保留灌肠。据直肠镜检病变部位的深浅而定灌肠深度，如部位较高时，灌完后把臀部抬高些，以便药液充分流入。保持姿势睡觉，防止药液流出，第2天排便。灌肠期间忌食生冷、辛辣、油腻食物。7天为1个疗程，休息2天再做第2个疗程。

【功　效】　清热燥湿，消炎止泻。主治慢性结肠炎。

方六

【配　方】　马齿苋22克（干品50克），绿豆100克。

【制用法】　洗净后共煎汤。顿服，连用3~4次。

【功　效】　清热解毒。主治肠炎。

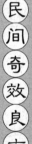
腹　泻

　　腹泻，又称"泄泻"。中医学认为，此病多由过食生冷、饮食不节或肝气郁结、病久体虚所致。此外，肠炎、胃肠神经功能紊乱等疾病也会出现腹泻症状。根据病程长短，腹泻可分急、慢性两种。急性者指急性发病、历时短暂的排便频繁，粪便稀薄，或含有脓血黏液的腹泻；慢性者指大便次数增多，大便不成形，稀薄或有脓、血、黏液相杂，间歇或持续2个月以上的腹泻。

方一

【配　方】　炮姜6克，白术15克，花椒、大料各少许，糯米30克。

【制用法】 将上述前 4 味共装在纱布包里，先煮 20 分钟，然后下糯米煮作粥。每日分 3 次服食，连服 1~2 周。

【功　效】 温中止痛。主治因受寒湿而引致的腹泻，症见大便清稀如水、脘腹胀满、四肢无力。

方二

【配　方】 苍术、柴胡、羌活、防风、升麻、茯苓、陈皮各 10 克，神曲、山药、炙黄芪各 20 克，炙甘草 4 克。

【制用法】 每日 1 剂，水煎取汁。早晚各服 1 次，20 天为 1 个疗程。1 个疗程结束后停药 5 天，若未愈，再服第 2 个疗程。3 个疗程结束后观察疗效。

【功　效】 益气升阳，和中除湿。主治慢性腹泻。

方三

【配　方】 莱菔子、红糖各 15 克，山楂 20 克，生姜 3 片，大米 250 克。

【制用法】 先将莱菔子、山楂、姜片加水适量煎煮 40 分钟，去渣，取其汁液，放入淘洗净的大米煮作粥，临熟时下红糖调味。1 日内分 3 次服下，可连服 5 日。

【功　效】 消食除胀。主治因饮食不节所致的急性腹泻。

方四

【配　方】 山药、糯米各 30 克，大枣 10 枚，薏苡仁 2 克，干姜 3 片，红糖 15 克。

【制用法】 按常法共煮粥。每日分 3 次服下，连续服用半月至愈。

【功　效】 补益脾胃。主治脾胃虚弱引起的慢性腹泻，症见久泻不愈、时发时止、大便溏稀、四肢乏力。

方五

【配　方】 大枣 10 枚，栗子 250 克，茯苓 20 克，大米 100 克，白糖 30 克。

【制用法】 按常法共煮作粥，加白糖。服食。

【功　效】 补益脾肾。主治脾胃虚弱所致的泄泻和脾肾阳虚所致的五更泻。

方六

【配　方】 白粳米 100 克。

【制用法】 将米炒焦，加水煮作粥。可任意食用。

【功　效】 补益脾胃。主治脾虚泄泻、水样便或稀便日达数次且不思饮食。

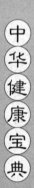

【备　注】　白粳米饭锅粑（焦饭）再炒成炭，研细，每服 5 克，温水送服，亦有上述功效。

方七
【配　方】　红高粱米 120 克，黑豆 60 克，大枣 30 克，神曲 40 克。
【制用法】　大枣煮熟去核，其他 3 味研成细粉，加适量枣与汤调和，做成饼，蒸熟，焙干，轧成细粉，置砂锅内炒成黄黑色，用蜂蜜少许制成丸，每丸 8 克。晚饭后服 4 丸，白水送下。
【功　效】　温中燥湿，解毒止痛，健脾和胃，止泻安神。主治腹痛腹泻、胃气不和、刺痛吐酸。

方八
【配　方】　野鸡肉、葱、姜、花椒粉、盐、面粉各适量，怀山药 50 克。
【制用法】　野鸡肉剁成肉泥，放入葱、姜末，花椒粉及盐，搅拌匀，成馄饨馅。面粉加水和面制成馄饨皮，包馅备用。锅内水中加怀山药煮沸 5~10 分钟，下馄饨煮熟。食用。
【功　效】　补益脾胃。主治脾胃气虚而致的泄泻。
【备　注】　不宜与核桃、木耳同食。

痢　疾

　　痢疾，又称肠癖、滞下，中医学认为，此病多由感受外邪和饮食内伤、大肠气血壅滞、血络损伤、传导功能失司所致，主要症状为发热、恶心、呕吐、腹痛、里急后重、泻下赤白黏冻等。根据病因，可分为细菌性痢疾和阿米巴痢疾两类。

方一
【配　方】　大蒜 1 头，白糖 20 克。
【制用法】　大蒜去皮切细末，用白糖拌和。每日早晚各 1 次，饭前吞服，连用 7~10 日。

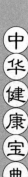

【功　效】　杀菌解毒。主治痢疾。

【备　注】　细菌性痢疾，同时用大蒜液灌肠则效果更佳。

方二

【配　方】　苋菜100克，大蒜1头。

【制用法】　将苋菜洗净切段备用，大蒜去皮捣烂，铁锅倒入油后立即将苋菜放入，而后置于旺火上炒熟，撒上蒜泥。

【功　效】　益气补血。主治细菌性痢疾。

【备　注】　此菜不宜久炒过熟，以免养分受到破坏，影响疗效，如直接取苋菜汁，疗效更为理想。

方三

【配　方】　细菜6克，核桃仁25克，生姜8克，红糖9~10克。

【制用法】　将以上几味用水同煎40分钟，取液400毫升，分2次空腹热服。

【功　效】　温中健脾，补肾，止痢。主治痢疾。

方四

【配　方】　委陵菜、铁苋菜、秦皮各30克。

【制用法】　每天1剂，煎2遍和匀，每日3次分服。

【功　效】　清热解毒，消炎收敛，清热燥湿。主治急慢性细菌性痢疾，下痢大便带脓血、黏液，里急后重。

【加　减】　发热、大便脓血较多、苔黄腻、脉数者，加黄连10克。

【备　注】　症状消除、大便正常后须再服3剂，以求彻底治愈。

方五

【配　方】　鲜葡萄250克，红糖适量。

【制用法】　将葡萄洗净，绞取汁，放入红糖调匀。顿服，数次即愈。

【功　效】　消炎止痢。主治痢疾。

方六

【配　方】　田螺。

【制用法】　取田螺挑出螺肉，晒干，炒焦，水煎。日服3次，每次15克。

【功　效】　清热解毒。主治痢疾。

便 秘

便秘是由肠道疾病所引发的一种症状，主要表现为大便干结、排出困难、排便间隔长等。中医学认为，此病多由燥热内结、阴虚血少、津液不足或过食辛热厚味、忧思过度所引起。根据病因，可分为寒秘、热秘、气秘、血秘四种。

方一

【配　方】　炙黄芪、潞党参、当归各 15 克，炒白术、熟地各 30 克，升麻、炒枳壳、郁李仁、橘红各 6 克，柏子仁、肉苁蓉、桔梗、火麻仁、桃仁、杏仁、松子仁、天花粉各 10 克，沉香 3 克。

【制用法】　每日 1 剂，水煎 3 次，分 3 次服。1 个月为 1 个疗程。亦可制丸服。

【功　效】　益气助运，生津润肠。主治便秘。

方二

【配　方】　大黄适量。

【制用法】　研为细末，备用。用时取药粉 10 克，以酒调成软膏状，敷于脐部，外以纱布盖上，胶布固定。再用热水袋在膏上热敷 10 分钟。每日换药 1 次。

【功　效】　泻下通便。主治热秘。

方三

【配　方】　黄芪、当归、炙甘草各 20 克，升麻、防风各 10 克。

【制用法】　水煎服，每日 1 剂。

【功　效】　升阳润燥，补气益血。主治便秘。

【加　减】　气虚甚者，重用黄芪或加太子参；血虚甚者，重用当归或加熟地、首乌；兼虚火上炎者，可加肉桂引火归原。

民间奇效良方

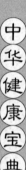

方四

【配　方】　郁李仁 20 克，白米 60 克。

【制用法】　把郁李仁捣烂，放入水中搅匀，滤渣取汁，亦可将郁李仁加 500 毫升水煎煮取汁，以药汁和淘洗净的白米煮粥，每日早晚温热服食。

【功　效】　滑肠润燥。主治老年便秘。

方五

【配　方】　牙皂末、蜂蜜各 6 克，麝香 0.3 克。

【制用法】　上药和匀为药条，如手指状，备用。用时取药条插入肛门内。

【功　效】　通便。主治便秘。

方六

【配　方】　大戟 1.5 克（研末），红枣肉 5~10 个。

【制用法】　将上药捣如膏状，备用。用时取上药膏贴敷神阙穴，外用纱布包扎固定。

【功　效】　补中通便。主治便秘。

方七

【配　方】　香蕉 500 克，黑芝麻 25 克。

【制用法】　用香蕉蘸炒半生的黑芝麻嚼吃。每日分 3 次服用。

【功　效】　润肠通便。主治便秘。

【备　注】　高血压患者，可经常吃。

方八

【配　方】　马铃薯。

【制用法】　将马铃薯洗净，在绞肉机中挤压，将液汁用纱布滤过。每早空腹及午饭前各服半玻璃杯。

【功　效】　和中养胃，利湿解毒。主治便秘。

【备　注】　忌食发芽的马铃薯，芽眼附近含龙葵精，是一种有毒物质，吃后轻者泻痢，重者恶心呕吐，甚至麻痹痉厥，需注意。

方九

【配　方】　黑芝麻 500 克，糯米 250 克。

【制用法】　先将黑芝麻炒熟，糯米炒至黄色，混合研成粉末。然后取药粉 1 汤匙，加白蜜半汤匙，于空腹时用开水冲服。每日 1 次，连服 1 个月。

【功　效】　润肠通便。主治习惯性便秘、产后及热性病后期便秘。

方十

【配　方】　生花生仁 30 克（1 次量）。

【制用法】　空腹咀嚼生吃，早晚各 1 次。忌食辛辣及饮酒。

【功　效】　润肠通便。主治大便干燥费力、大便间隔时间延长的习惯性便秘。

方十一

【配　方】　菠菜 200 克，猪血 150 克，盐少许。

【制用法】　将菠菜、猪血同煮，后加盐。饮汤。

【功　效】　润肠通便。主治大便不通。

方十二

【配　方】　猪肚、薏米各适量。

【制用法】　分别煮烂，当主食吃。

【功　效】　补虚劳，益血脉，利肠胃。主治大病后空存皮骨、大便燥结。

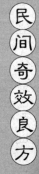

肝　炎

　　肝炎属中医学中"黄疸""湿阻""胁痛""虚证"和"症积"等范畴。中医学认为，此病是因正气不足或饮食不节，致脾胃损伤，湿热内生而伤肝所致。主要表现为肝区痛、头昏乏力、面色少华、肝肿大、口苦肋胀、胃脘腹胀满、食欲不振、睡眠不佳等。

方一

【配　方】　白花蛇舌草 30 克，金钱草 20 克，益母草 10 克。

【制用法】　上药加水 600 毫升，浓煎去渣取汁 400 毫升，加糖适量，每日 3 次，每次服 100 毫升，连服 2 周为 1 个疗程。儿童剂量减半。

【功　效】　清热解毒，利疸退黄，散结消肿。主治急性病毒性肝炎。

方二

【配　方】　南沙参30克，全当归、杭麦冬、甘枸杞、熟地黄、杭白芍、制鳖甲、鸡内金、霍山石斛、广郁金、青陈皮各10克，北五味5克。

【制用法】　将以上药味加水煎服，每日1剂，分2次服。

【功　效】　滋阴养肝。主治慢性肝炎和肝肾阴虚。

【加　减】　口苦甚者，加酒炒黄连以清热；失眠者，加酸枣仁、琥珀以安神定志；腹胀纳差者，加炒三仙以助运化；慢性肝炎、早期肝硬化者，加桃仁、红花、三七以通络活血。

【备　注】　肝胆湿热及脾胃虚寒者忌服。

方三

【配　方】　紫茄子1000克，大米150克。

【制用法】　将茄子洗净，切碎，同大米共煮粥。服数日。

【功　效】　清热，祛湿。主治黄疸型肝炎。

方四

【配　方】　泥鳅若干条。

【制用法】　泥鳅放烘箱内烘干（温度以100℃为宜），以可捏碎为度，取出研粉。每次服15克，每日3次，饭后服。小儿酌减。

【功　效】　补益脾肾，消肿护肝。主治急性或亚急性、迁延性肝炎。

方五

【配　方】　甜瓜蒂适量。

【制用法】　将瓜蒂置于烘干箱内烘干，研成细末，取0.1克分成6份。先以2份从两个鼻孔深深吸入，约40分钟后，清洁鼻腔再吸2份，再隔40分钟又吸2份，前后共吸3次，将0.1克吸完。间隔7日后再用同样方法吸0.1克，吸完0.4克为1个疗程。慢性肝炎一般2个疗程即可，肝硬化则需3~5个疗程。吸药后从鼻腔流出大量黄水，每天可达1000毫升。吸药时，患者头须向前俯，使黄水滴入碗内，切勿吞咽，以免引起腹泻。

【功　效】　燥湿清热，除湿退黄。主治黄疸或无黄疸型肝炎、肝硬化。

方六

【配　方】　玉米须 100 克，茵陈 50 克，山栀子、广郁金各 25 克。

【制用法】　水煎，去渣，每日 2~3 次分服。

【功　效】　清利湿热，降低血脂。主治黄疸型肝炎、脂肪肝。

方七

【配　方】　黄豆 60 克，白菜干 45 克，茵陈 30 克，郁金 9 克，山栀、柴胡、通草各 6 克。

【制用法】　黄豆与白菜干煎汤饮服，早晚另煎服茵陈等 5 味中药服。

【功　效】　疏肝理气，利胆退黄。主治病毒性肝炎。

肾　炎

　　肾炎是多种肾脏疾病的统称，根据病因，可分为急性（肾小球）肾炎、慢性（肾小球）肾炎、肾盂肾炎、隐匿性肾炎、过敏性紫癜肾炎、红斑狼疮肾炎等。主要症状为尿量减少、血尿、蛋白尿、水肿、高血压等。

方一

【配　方】　防风、荆芥各 8 克，生石膏、茺蔚子、苦参、大力子各 10 克，知母、生白术、当归各 6 克，蝉蜕 5 克，木通 4 克。

【制用法】　水煎服，每日 1 剂。

【功　效】　疏风清热，除湿利水止痒。主治肾炎。

方二

【配　方】　黄芪、生薏仁、糯米各 30 克，赤小豆 15 克，鸡内金（研末）9 克，金橘饼 2 枚，或酌情加入白茅根 40 克，六月雪 12 克，紫丹参 10 克。

【制用法】　先以水 600 毫升煮黄芪 20 分钟，去渣，次入薏仁、赤小豆煮 30 分钟，再入鸡内金、糯米，煮熟成粥。加入白茅根等药，可与黄芪同煮。此为 1 日量，分 2 次服，食后含服金橘饼。

【功　效】　利水消肿。主治肾炎。

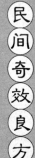

方三

【配　方】 爵床草、益母草、白花蛇舌草各30克，车前草15克，浮萍草10克。

【制用法】 每日1剂，水煎，分2次服。

【功　效】 祛风清热，解毒利水。主治急性肾炎、浮肿少尿。

方四

【配　方】 白茅根50克，益母草、泽泻、半边莲各9~15克。

【制用法】 将上药水煎，每日1剂，早晚各服1次。

【功　效】 清热解毒，利尿消肿。主治肾炎。

【加　减】 风寒侵袭型，加麻黄、苏叶各15克；水湿浸渍型，加木通20克，茯苓25克，桂枝15克；湿热蕴结型，加蒲公英、竹茹各15克，生地25克；腹胀、便秘或有氮质血症者，加槟榔、二丑、厚朴、大黄、芒硝；血压持续不降者，重用黄芪（50克以上）、人参、川芎；蛋白尿始终不消者，加黄芪、石苇、大黄；尿中持续见红细胞者，加生地榆、生柏叶；有血瘀征象者，加丹参、川芎；合并咽炎者，加金银花、蒲公英、生地；伴恶心者，加竹茹、半夏。

方五

【配　方】 猪苓、白术、泽泻、桂枝、桑皮、陈皮、大腹皮、茯苓切皮各10~15克，白茅根20~30克，小儿酌减。

【制用法】 水煎服，每日1剂。

【功　效】 化气利水，健脾祛湿，理气消肿。主治急慢性肾炎及肾病综合征。

方六

【配　方】 桔梗4.5克，杏仁、薏米、猪苓、泽泻、大腹皮各6克，陈皮、木通、五加皮各3克，茯苓9克，葱白1小撮。

【制用法】 水煎服，每日1剂。

【功　效】 宣肺行气，利水渗湿理脾。主治肾炎。

方七

【配　方】 薏仁30克，滑石粉、茯苓各24克，益母草18克，砂仁壳5克，肉桂3克。

【制用法】 水煎服。

【功　效】　健脾利湿，益肾化浊。主治慢性肾炎。

方八

【配　方】　防风、荆芥各8克，生石膏、茺蔚子、苦参、大力子各10克，
　　　　　　知母、生白术、当归各6克，蝉蜕5克，木通4克。

【制用法】　水煎服，每日1剂。

【功　效】　疏风清热，利水止痒。主治急性肾炎。

脑膜炎

　　脑膜炎是一种脑膜感染性炎症，病原体包括细菌、病毒、真菌、螺旋体及寄生虫等。主要症状为发热、头痛、呕吐、畏寒、肌痛、倦怠无力、精神萎靡等，严重者会出现神经功能减退、偏瘫、失语等症状。中医学认为，此病属温病范畴，多因湿热或湿热病邪外袭，逆传心营所致。

方一

【配　方】　大蒜瓣60克，野菊花30克。

【制用法】　加水煎成浓汁。漱口，每日数次。

【功　效】　清热解毒。主治流行性脑膜炎。

【备　注】　流行期间每日生吃大蒜，然后用盐水漱口，每日数次，有预防之效。

方二

【配　方】　大蒜、葡萄糖粉各适量。

【制用法】　大蒜去皮、捣烂取汁，用开水配成20%的溶液，再加入葡萄糖粉若干。根据病情、年龄给以不同剂量。成人一般可服20%的大蒜溶液20升，4小时1次，病重者3小时1次。颅内压高致病危时，急针刺百会、十宣、水沟、少商（放血）等穴；头痛呕吐者，针刺合谷、太阳、列缺等穴。

【功　效】　消炎杀菌。主治脑膜炎。

方三

【配　方】　橄榄 6 枚，萝卜 250 克。

【制用法】　2 味洗净煎汤。当茶饮。

【功　效】　清热解毒，凉肝止惊。主治流行性脑膜炎。

脑梗死

　　脑梗死是由于颅内外供应脑部的血管阻塞引起其供血范围内的脑组织缺血、缺氧所致之坏死。主要症状为头晕、头痛、面部和肢体麻木、耳鸣、乏力、失语、呕吐、视力模糊等，严重者会出现呼吸骤停。脑梗死属中医"中风"范畴，与情志、饮食、气候等有关。

方一

【配　方】　鲜姜汁（榨汁）1 杯，白矾 6 克。

【制用法】　开水冲化白矾后兑姜汁。灌服。

【功　效】　散风，温中，醒神。主治中风休克之不省人事。

方二

【配　方】　葛粉 200 克，荆芥穗 30 克，豆豉 100 克。

【制用法】　葛粉加水和面做面条，荆芥穗、豆豉放入水中煮沸，去渣留汁，将葛粉面条放入药汁中煮熟，空腹食用。

【功　效】　祛风。主治中风。

方三

【配　方】　鳖甲、牛黄、麝香、马钱子、鸡血藤、黄芪、川芎、全蝎、僵蚕。

【制用法】　碾碎制成丸，每次 1 丸，每日 2 次。

【功　效】　通经活络，扶正固本。主治中风、类中风。

方四

【配　方】　香蕉花 5 克。

【制用法】　煎水。代茶饮。

【功　效】　散热滞，活血脉。预防中风。

【备　注】　香蕉花多见于我国南方，且受开花季节限制，取用多有不便，可用香蕉代替。香蕉花含有极丰富的钾，对预防中风，减小中风发作有效；香蕉虽不及其花含钾量高，但每日坚持食用，同样具有预防作用。

脑血栓

　　脑血栓是指由于异物随血流进入脑动脉或供应脑的颈部动脉，造成血流阻塞，使其供血区缺血、坏死，导致相应的脑功能障碍。主要症状有头晕、说话不清、口角㖞斜、流口水、吞咽困难、视线模糊、一侧肢体麻木无力等。脑血栓属中医的"中风"范畴，多由外邪侵体或内伤七情所致。

方一

【配　方】　葛根 30~50 克，红花、桃仁各 15~25 克，地龙、丹参各 25~35 克，全虫 5~10 克。

【制用法】　将上药水煎 3 次后合并药液。分早晚 2 次空腹温服。每日 1 剂。15 剂为 1 个疗程，休息 3 日后，再用本方治疗。

【功　效】　活血化瘀。主治脑血栓。

方二

【配　方】　何首乌、全当归各 30 克，川牛膝、赤芍、桃仁、红花、地龙、桂枝各 15 克，全蝎 6 克，茯苓 12 克，甘草 3 克。

【制用法】　每日 1 剂，水煎，分 2 次服。

【功　效】　活血化瘀。主治脑血栓。

高血压

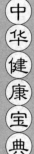

　　高血压是指以动脉血压升高为主要表现的一种疾病，即舒张压超过 12 千帕（90 毫米汞柱），或收缩压在 40 岁以前超过 18.7 千帕（140 毫米汞柱）。主要表现为头晕、胸闷、心悸、失眠等，属中医的"头痛""眩晕"范畴，中医学认为，此病与情志、饮食等有关。

方一

【配　方】　菠菜根 100 克，海蜇皮 50 克，香油、盐、味精各适量。

【制用法】　先将海蜇皮洗净切成丝，再用开水烫过，然后将用开水焯过的菠菜根与海蜇皮加调料同拌，即可食用。

【功　效】　平肝，清热，降压。主治高血压之面赤、头痛。

方二

【配　方】　夏枯草 30 克，钩藤、菊花各 20 克，桑叶 15 克。

【制用法】　将以上各味煎水浸洗双足，每日 2~3 次，每次 30 分钟。

【功　效】　清热凉肝，熄风止痉。主治高血压之肝阳上亢、阳亢化火动风。

方三

【配　方】　松花蛋 1 个，淡菜、大米各 50 克。

【制用法】　松花蛋去皮，淡菜浸泡洗净，同大米共煮作粥，可加少许盐调味。食蛋菜饮粥，每早空腹用。

【功　效】　清心降火。主治高血压、耳鸣、眩晕、牙齿肿痛等。

方四

【配　方】　鹅蛋 1 个，花椒 1 粒。

【制用法】　在鹅蛋顶端打一个小孔，将花椒装入，面糊封口蒸熟。每日吃 1 个蛋，连吃 7 日。

【功　效】　清热解毒。主治高血压。

方五

【配　方】　鲜西红柿 2 个。

【制用法】　将西红柿洗净，每早空腹蘸白糖吃。

【功　效】　清热降压，止血。主治高血压。

方六

【配　方】　鲜向日葵叶 120 克。

【制用法】　洗净煎汤。每日 3 次分服。

【功　效】　清热降压。主治高血压。

方七

【配　方】　海蜇 150 克，荸荠 350 克。

【制用法】　将海蜇与荸荠洗净，加水 1000 毫升，煎至 250 毫升。空腹顿服或分 2 次服用。

【功　效】　滋阴清热，降血压。主治高血压。

方八

【配　方】　菊花、槐花、绿茶各 3 克。

【制用法】　以沸水沏，待浓后频频饮用。平时可常饮。

【功　效】　清热，散风。主治高血压引起的头晕头痛。

方九

【配　方】　肉桂、吴茱萸、磁石各等份。

【制用法】　上药共研细末，密封备用。用时每次取药末 5 克，用蜂蜜调匀，贴于涌泉穴上，阳亢者加贴太冲穴，阴阳不足者加贴足三里。每次贴两穴，交替使用。贴后外以胶布固定，并用艾条悬灸 20 分钟。每日于临睡前换药 1 次。

【功　效】　引火归原，降压止晕。主治高血压。

方十

【配　方】　金银花、菊花各 24~30 克。

【制用法】　本方为 1 日剂量。每日分 4 次，每次用沸水冲泡 10~15 分钟后当茶饮，冲泡 2 次弃掉另换。可连服 3~4 周或更长时间。

【功　效】　散风清热。主治高血压。

【加　减】　头晕明显者，加桑叶 12 克；动脉硬化、血脂高者，加山楂 24~

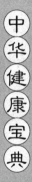

30 克。

方十一

【配　方】　桑白皮 50 克，大腹皮 30 克，赤茯苓皮 15 克，陈皮 9 克，生姜皮 6 克。

【制用法】　每日 1 剂，水煎服。

【功　效】　行气导滞，利水散浊。主治高血压。

【加　减】　头痛剧烈，伴恶心、呕吐、失眠者，加天麻、钩藤；精神错乱、躯体木僵、抽搐、视力模糊者，加天麻、僵蚕；胸闷痛者，加栝楼皮、丹参。

方十二

【配　方】　风干西瓜皮 30 克，草决明 15 克。

【制用法】　加水煎汤。代茶饮。

【功　效】　清热散风。主治高血压。

方十三

【配　方】　吴茱萸（胆汁制）500 克，龙胆草醇根物 6 克，硫黄、朱砂各 50 克，白矾（醋制）100 克，环戊甲噻嗪 17.5 毫克。

【制用法】　上药共研细末，贮瓶备用。每次用药粉 200 毫克左右，倒入患者肚脐窝内，覆盖棉球，用胶布固定。每周换药 1 次，至愈为度。

【功　效】　降水泻肿，化疫，镇静，安神。主治初中期高血压。

【备　注】　验之临床，本方对肝热、痰火所致的初中期高血压，确有较好疗效。

低血压

　　低血压是指血压经常在 12/8 千帕（90/60 毫米汞柱）以下的心血管系统疾病，主要症状为头晕、头昏、面色苍白、心悸、乏力、健忘、精神不振、腰膝酸软、嗜睡或少寐等。中医学认为，此病多由心脾阳虚、阳气不足、血行乏力所致。

方一

【配　方】　西洋参5克，桂枝15克，制附子12克，生甘草10克。

【制用法】　将上药用开水泡服，频频代茶饮。每日1剂。服至症状消失，血压恢复正常为止。

【功　效】　滋阴补气，补火助阳。主治低血压。

方二

【配　方】　人参（或党参15克）、生甘草各6克，黄芪、熟地黄、怀山药各25克，山茱萸、枸杞子各20克，牡丹皮、泽泻、麦门冬、茯苓、五味子各10克。

【制用法】　将上药水煎，每日1剂，分3~4次口服，15天为1个疗程。

【功　效】　益气养阴。主治低血压。

【加　减】　临床应用本方时，可随症加减。气虚明显者，黄芪可重用至40~50克；血虚者，加全当归、何首乌、鸡血藤各20~30克；头晕甚者，加野菊花、天麻、钩藤各10~15克；腰膝酸痛者，加杜仲、狗脊、川续断各10~15克；阴虚火旺者，加川黄柏、知母、生地黄各8~12克。

方三

【配　方】　制附片、肉桂、山萸肉、补骨脂、枸杞子各10克，仙灵脾9克，熟地、黄精各12克。

【制用法】　将配方中的药材放入砂锅中，加水，用小火煎熬即可，每日1剂，分2次服。

【功　效】　温肾填精。主治肾精亏损所致的低血压。

【加　减】　气短神疲、头晕欲倒者，加人参；肢冷者，加巴戟天、鹿角片、紫河车；舌质偏暗或紫者，加川芎、当归、红花；舌红、口干者，加生地、麦冬。

方四

【配　方】　黄芪、当归各12克，党参、白术、炙甘草、陈皮、葛根各10克，熟地9克。

【制用法】　将配方中的药材放入砂锅中加水，用小火煎熬即可，每日1剂，分2次服。

【功　效】　补益心脾。主治心脾两虚所致的低血压。

【加　减】　心悸、自汗、舌尖红者，加麦冬、五味子；气短不能接续者，加升麻、柴胡；失眠者，加枣仁、龙眼肉；胸闷、脘痞、呕恶者，加法半夏、茯苓、明天麻。

方五

【配　方】　嫩母鸡1只，黄芪30克，天麻、陈皮各15克，葱、姜、黄酒各10克，食盐1.5克。

【制用法】　母鸡去毛、爪及内脏，入沸水中焯，再用凉水冲洗。将黄芪、天麻装入鸡腔内。将鸡放于砂锅中，加入葱、姜、盐、酒及陈皮，加水适量，文火炖至鸡烂熟，加胡椒粉少许即可。食用。

【功　效】　补益肺脾，益气补虚。主治低血压引起的食欲不振，腹胀腰酸，头昏乏力，头晕目眩，眼冒金花，久立久卧突然起身时出现眼前发黑，并伴有心悸、胸闷、面色苍白、出冷汗、失眠等。

冠心病

　　冠心病是指由冠状动脉粥样硬化，使血管腔阻塞，导致心肌缺血、缺氧的一种心脏病，主要表现为心绞痛、心律不齐、心力衰竭等。中医学认为，胸痹、心痛、心悸等属冠心病范畴，与寒邪入侵、心气不足、饮食不当、情志失调等有关。

方一

【配　方】　浸发海带200克，香油、绵白糖、精盐各少许。

【制用法】　先将浸软泡发洗净的海带放入锅内煮透捞出，再用清水清洗，沥干水分后，即可把海带摆叠好切成细丝。然后在锅内放入香油，油七成热时，把海带丝稍加煸炒，盖上锅盖，略经油炸，揭开锅盖继续焙炸。当海带发硬、松脆时，便捞出沥去余油入盘，加入绵白糖、精盐拌匀即可食用。

【功　效】　软坚化痰，利水泄热。主治高脂血症、高血压、冠心病、血管硬化等。

【备　注】　海带中含有大量的碘，有防止脂质在动脉壁沉着的作用，能使人体血管内胆固醇含量显著下降。

方二

【配　方】　炙甘草、阿胶、麻仁各12克，人参、炒山楂、砂仁、大枣各10克，生地、麦冬、茯神各15克。

【制用法】　每日1剂，水煎2次，混匀后，早晚分2次服。

【功　效】　滋阴和阳，益气养血。主治心肌病、冠心病、自主神经功能紊乱等引起的房性或室性早搏、心动过速、心房纤颤等。

方三

【配　方】　蜂蜜、首乌、丹参各25克。

【制用法】　先将2味中药水煎去渣取汁，再调入蜂蜜拌匀，每日1剂。

【功　效】　益气补气，强心安神。主治冠心病。

方四

【配　方】　香蕉50克，蜂蜜少许。

【制用法】　香蕉去皮研碎，加入等量的茶水中，加蜂蜜调匀当茶饮。

【功　效】　降压，润燥，滑肠。主治冠心病、高血压、动脉硬化及便秘等。

【备　注】　每日服蜂蜜2~3次，每次2~3匙，有营养心肌、保护肝脏、降血压、防止血管硬化的效果。

方五

【配　方】　马齿苋、韭菜各等份，葱、姜、猪油、酱油、精盐、鸡蛋各适量。

【制用法】　将马齿苋、韭菜分别洗净，阴干2小时，切碎末。将鸡蛋炒熟弄碎。然后将马齿苋、韭菜、鸡蛋拌在一起，加上精盐、酱油、猪油、味精、葱、姜末为馅，和面制成包子，放在笼里蒸熟食用。

【功　效】　清热祛温，凉血解毒。主治老年性冠心病。

方六

【配　方】　葛根、红花、川芎、当归、菊花、羌活、党参、麦冬、五味

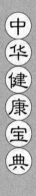

子各 10 克，丹参 30 克，赤芍 15 克。

【制用法】 每日 1 剂，水煎 2 次，取汁 300 毫升，分 2 次温服。

【功　效】 补益心气，活血化瘀，通脉止痛。主治冠心病心绞痛、心律失常之心气不足、心血瘀阻。

【加　减】 伴心区疼痛者，加菖蒲、郁金；胸闷者，加桔梗、枳壳、薤白；肢体凉麻者，加鸡血藤、桂枝、钩藤；气虚重者，党参改用人参或西洋参，或加黄芪（50 克）；心律不齐者，加柏子仁、炙甘草。

外科疾病

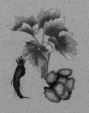

阑尾炎

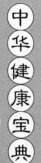

　　阑尾炎是指阑尾的化脓性疾病，主要症状为腹痛。通常可分为急性阑尾炎和慢性阑尾炎两类，其中急性阑尾炎较为常见，而慢性阑尾炎则多有急性阑尾炎史，可因活动、饮食不节而诱发。阑尾炎属中医的"肠痈"范畴，多由饮食不当、外邪入侵、情志失调所引起。

方一

【配　方】　赤芍、丹皮各 12 克，败酱草、蒲公英、银花各 50 克，木香、玄胡、桃仁、大黄各 10 克，当归 20 克，地丁 30 克（后下）。

【制用法】　每日 1 剂，水煎服。

【功　效】　活血行气，清热解毒。主治急性阑尾炎。

【加　减】　热甚者，去赤芍、当归，加知母 15 克，石膏 10 克；呕吐者，加法夏、竹茹各 12 克；腹胀者，加莱菔子 15 克；腹痛剧烈者，去赤芍、木香，加乳香、没药各 12 克，白芍 15 克。

方二

【配　方】　大田螺、荞麦面各适量。

【制用法】　大田螺捣碎，去壳，将其肉捣成烂泥，用荞麦面拌成糊，再捣和。摊于布上，贴在腹上阑尾部，每日换药 2 次。

【功　效】　清热解毒。主治阑尾炎。

方三

【配　方】　鲜姜、鲜芋头、面粉各适量。

【制用法】　先将姜和芋头去粗皮，洗净，捣烂为泥，再加适量面粉调匀。外敷患处，每日换药 1 次，每次敷 3 小时。

【功　效】　散瘀定痛。主治阑尾炎。

方四

【配　方】　生白芍 60~120 克，生甘草 15~30 克。

【制用法】　每日 1 剂，水煎，分 2 次温服。3 剂为 1 个疗程。

【功　效】　解痉止痛，解热抗炎，解毒，抗过敏。主治急性阑尾炎、慢性复发性阑尾炎。

方五

【配　方】　生石膏 12 克，黑桐油适量。

【制用法】　将生石膏研为细末，用黑桐油与生石膏粉混合搅拌成糊状，外敷疼痛区，一般 2~3 日更换 1 次，如药干枯或滑动，则需要随时更换。

【功　效】　清热泄火。主治阑尾炎。

方六

【配　方】　陈皮、青皮、炒枳壳、连翘、甘草各 10 克，二花、蒲公英各 15 克，乳香 12 克，川楝子 20 克。

【制用法】　每日 1 剂，水煎服。

【功　效】　理气泄热，解毒散结。主治阑尾炎。

方七

【配　方】　白花蛇舌草、蒲公英、败酱草、忍冬藤各 25 克，生薏苡仁、茯苓各 20 克，川军（后下）、芒硝（冲服）、桃仁（冲碎）、丹皮各 10 克，紫花地丁草 30 克，生甘草 12 克。

【制用法】　每日 1 剂，水煎，分 3 次口服。

【功　效】　清热，消炎，解毒。主治阑尾炎。

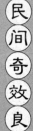

脉管炎

　　脉管炎又称血栓闭塞性脉管炎，是一种慢性全身性血管疾患，多发于男性青壮年。主要表现为下肢肢端疼痛或间歇性跛行，足背动脉搏动减弱或消失，足趾持续变冷，皮肤苍白或青紫及干性坏疽等。脉管炎属中医"脱疽"范畴，多由肝郁气滞、寒湿阻络所致。

方一

【配　方】　银花 30 克，玄参、当归、丹参各 20 克，红花、蒲公英、紫花地丁各 10 克，炙乳香、炙没药各 7.5 克，生甘草 5 克。

【制用法】　每日 1 剂，用水 800 毫升煎至 500 毫升，分 2 次口服。

【功　效】　清热解毒，活血止痛。主治脉管炎。

方二

【配　方】　当归、赤芍、白芍各 15 克，川牛膝 12 克，红花、炮甲珠、木香各 10 克，丹参、鸡血藤、甘草各 3 克。

【制用法】　每日 1 剂，水煎服。

【功　效】　凉血活血，舒筋通络。主治脉管炎。

方三

【配　方】　蟾蜍（蛤蟆）。

【制用法】　活蟾蜍去肠杂洗净，入锅煮烂去骨，和面粉做成丸药。不拘分量，可随时服用。

【功　效】　清热除湿，解毒杀虫。主治脉管炎。

方四

【配　方】　鹿角胶（鹿角浓煎而成的胶物）15 克，麻黄、姜炭各 2 克，白芥子 10 克，熟地 50 克，肉桂、生甘草各 5 克。

【制用法】　水煎服，每日 1 剂。

【功　效】　补肾虚，强骨髓。主治脉管炎、阴疽。

方五

【配　方】　活蜗牛。

【制用法】　将活蜗牛洗净，连同壳捣烂如泥状。敷于溃烂面上，以湿纱布盖之，每日换药 1 次。

【功　效】　通经活络，祛腐生肌。主治脉管炎。

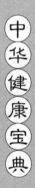

疝 气

　　疝气是指人体某器官经腹壁薄弱区或孔隙，进入人体其他部位的病证。不同部位的疝气症状略有不同，如腹壁疝以腹部疼痛，站立、负重或过度用力时加重，平卧后好转为主。中医认为"疝"由机体气血运行受阻不畅，滞留腹腔所致。

方一

【配　方】　鲜生姜适量。

【制用法】　鲜姜洗净，捣烂绞取其汁，去渣，将汁贮于碗中。阴囊浸入姜汁内片刻即成。

【功　效】　解肌散寒。主治疝气。

方二

【配　方】　红皮蒜2头，柑核50克，金橘2个，白糖50克。

【制用法】　蒜去皮，同其他3味用水2碗，煮成1碗。顿服。

【功　效】　消肿，止痛。主治疝气疼痛。

方三

【配　方】　马蔺花50克，蜂蜜200克。

【制用法】　将马蔺花研末，和蜂蜜调匀，每次服50克，每日2次，温开水调服。

【功　效】　润燥消肿，清热解毒。主治疝气。

方四

【配　方】　荞麦面100克，生川乌15克，白胡椒9克，白酒适量。

【制用法】　将生川乌、白胡椒研成细末，同荞麦面用白酒拌成泥状，包扎在脚心处。连用1周，每日换药1次。体虚者禁用。

【功　效】　祛风湿，散寒，止痛。主治疝气。

方五

【配　方】　山楂30克，红糖适量。

【制用法】　将山楂洗净，加水煮烂后放糖。每日分2次服完。

【功　效】　活血化癖，温中散寒。主治小肠疝气。

方六

【配　方】　丁香5粒，黄酒50毫升。

【制用法】　将丁香、黄酒共置碗内，上笼蒸沸10分钟。趁热1次服下。

【功　效】　暖肾，温中，降逆。主治疝气。

方七

【配　方】　向日葵秆（陈年者更佳）1根，红糖适量。

【制用法】　将向日葵秆去皮，取内白心，切碎，加水煎熬。每次饮1碗，红糖冲服。

【功　效】　利尿通淋。主治小肠疝气。

方八

【配　方】　干老丝瓜1个，陈皮10克。

【制用法】　丝瓜焙干，研细。陈皮研细。2味混合，开水送服，每服10克，每日服2次。

【功　效】　理疝消肿。主治小肠疝气致睾丸肿痛。

方九

【配　方】　玉米茎心（玉米茎内之白色柔软绵状物质）10条。

【制用法】　加水煮汤。代茶饮用。

【功　效】　清热利尿。主治疝气、尿道刺痛、溺白等。

方十

【配　方】　鲫鱼鳔7个，黄酒适量。

【制用法】　将鱼鳔焙干，不可枯焦，研末。每晚临睡前黄酒送下。

【功　效】　暖下，止痛。主治疝气痛。

方十一

【配　方】　麻雀1只。

【制用法】　麻雀连毛用泥裹封，放火上焙成炭，研成细末。早晚1次，以米汤送服。

【功　效】　补虚扶阳。主治小肠疝气。

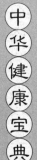
中华健康宝典

痔 疮

痔疮是指肛门直肠下端和肛管皮下的血管、黏膜及支持结构发生改变或移位所形成的一个或多个柔软的静脉团的一种慢性疾病，主要表现为肛门坠痛或痔核红肿剧痛，或便时出血，兼有便秘、小便短赤、唇干咽燥等。中医学认为，此病多由素积湿热，嗜食熏烤、辛辣之品，或过饮酒浆而致湿热内蕴所致。

方一

【配　方】　红糖、金针菜各 120 克。

【制用法】　将金针菜用水 2 碗煎至 1 碗，和入红糖。温服，每日 1 次。

【功　效】　活血消肿。主治痔疮，对痔疮初起有消散的作用，对较重症有减轻痛苦的作用。

方二

【配　方】　马齿苋 100 克，猪大肠 1 截（15 厘米长）。

【制用法】　先将 2 物洗净，然后将马齿苋切碎装入大肠内，两头扎好，放锅内蒸熟。每日晚饭前一次吃完，连续服用。

【功　效】　清热解毒，润肠止血。主治痔疮。

【备　注】　无马齿苋，可用花椒 120 克代替。

方三

【配　方】　乌药、大黄、当归、血竭、地榆各 150 克，黄柏、菖蒲、红花各 75 克，黄连 15 克，冰片、枯矾各 50 克。

【制用法】　上药共研极细末，过 120 目筛，加凡士林 1500 克调匀成膏，贮瓶备用（高压消毒）。先用 1∶5000 的高锰酸钾液坐浴后，再将药膏涂敷患处，每日换药 2 次。

【功　效】　消热解毒，散血消肿。主治痔疮。

方四

【配　方】　田螺 700 克，食油 15 毫升，葡萄酒（或黄酒）40 毫升，盐、

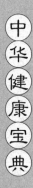

酱油、胡椒粉、葱、姜各适量。

【制用法】 用剪刀把洗净的田螺尖部剪去一点儿。炒锅上火，倒油烧热，下田螺翻炒，炒至田螺口上的盖子脱落时，加入酒、葱、姜同炒几下，加盐、酱油，再加适量水焖10分钟，加胡椒粉翻匀出锅即成。

【功　效】 除湿解毒，清热利水。主治痔疮、脱肛、子宫脱垂、胃酸过多等。

方五

【配　方】 蝉蜕15克，冰片12克，麻油30毫升。

【制用法】 先将蝉蜕用微火焙焦存性，研末，入冰片同研成极细末，用麻油调匀即成。每晚临睡前，先用金银花20克，大鳖子12克（捣碎），甘草12克，煎汤趁热熏洗患处，然后用棉签蘸油膏涂敷痔核上，连用5~7日。

【功　效】 消炎，散结，止痛。主治痔疮。

【备　注】 忌食辛辣、鱼虾等物。

方六

【配　方】 芒硝30克，冰片10克，猪胆汁适量。

【制用法】 先将前2味药共研细末，再用猪胆汁调匀成糊状（痔疮表面有溃疡或分泌物多者，加白矾10克），备用。外敷于痔疮外，再用纱布棉垫覆盖，胶布固定。每日早晚各1次。

【功　效】 消肿止痛。主治痔疮。

方七

【配　方】 五倍子、朴硝、荆芥、防风、明矾、乌梅、穿心莲各30克。

【制用法】 将上药加入清水1200毫升，浓煎至600毫升时备用。用时取液200毫升放入盆内兑开水或温热水800毫升搅匀，用热气熏蒸，水温后坐浴15分钟左右。按上法每日早中晚各熏1次。血栓外痔较大者要用利针刺破。方法是患者取截石位或侧位，充分暴露痔核，用1%新洁尔灭液对患处消毒后，再用点刺的方法迅速地刺入血栓内，用泻法使痛感消失后出针，以放出瘀血为度，随后用新洁尔灭棉球消毒并揉按数下，此法隔日1次，1~3次为1个疗程。

【功　效】 清热降火，消肿止痛。主治痔疮。

方八

【配　方】　蒲公英、土茯苓、苦参、芒硝、马齿苋各30克，生大黄、生甘草各10克。

【制用法】　将上药加水适量，浓煎至600毫升，自术后第1次大便后立即坐浴，坐浴时将肛门放松，清除粪便，一般坐浴时间以20~30分钟为宜，每日坐浴1~2次，浴后擦干患处，用无菌敷料覆盖，胶布固定。

【功　效】　清热解毒，消肿止痛。主治混合痔术后并发症。

【加　减】　术后肛门水肿者，加重芒硝至50克；分泌物较多者，加重蒲公英、苦参、土茯苓、马齿苋至50克；伤面有横肉者，加丹参、乌梅各15克。

方九

【配　方】　博落回150~300克（鲜者600克）。

【制用法】　加水2000~4000毫升，煮沸后过滤去滓，将药液倒入普通搪瓷盆内，趁热先熏后洗，每次15~30分钟，每日2~3次。

【功　效】　止痛消肿。主治炎性外痔。

方十

【配　方】　无花果10~20颗（如无果，用根叶亦可）。

【制用法】　将上药加水2000毫升放在砂锅内煎汤。于晚上睡前30分钟，熏洗肛门1次，连续7次为1个疗程。未愈，可再继续1个疗程即愈。

【功　效】　消肿解毒。主治痔疮。

【备　注】　用本法时，须禁用酒类、酸、辣等刺激物，以免减低药效。

方十一

【配　方】　南瓜子1000克。

【制用法】　加水煎煮。趁热熏肛门，每日最少2次，连熏数天。熏药期间禁食鱼类发物。

【功　效】　益气消炎，止痛解毒。主治内痔。

方十二

【配　方】　茄子。

【制用法】　茄子切片，烧成炭，研成细末。每日服3次，每次10克，连服10日。

【功　效】　清热止血。主治内痔。

方十三

【配　方】　全蝎、僵蚕各 6 克，鸡蛋适量。

【制用法】　全蝎、僵蚕研成细末，共分为 15 份。每日早晨取新鲜鸡蛋 1
　　　　　　个，在蛋壳上打一个小孔，将 1 份全蝎、僵蚕粉从小孔内装入
　　　　　　鸡蛋，搅匀后用面粉将鸡蛋上的小孔糊上，放入锅内蒸熟。
　　　　　　服用时将鸡蛋去皮整个吃下，每日 1 个，连吃 15 日为 1 个疗
　　　　　　程。如 1 个疗程未能痊愈，可再吃 1~2 个疗程，以巩固疗效。

【功　效】　理气血，除热毒。主治内外痔。

方十四

【配　方】　绿豆 200 克，猪大肠 1 截，醋少许。

【制用法】　先将猪大肠翻开用醋洗净（连续洗 3 次），把绿豆填入猪大肠
　　　　　　内，再用线绳将肠两端扎紧，放入水锅中煮约 1.5 小时即成。
　　　　　　食时切成段，一次吃完，每日 1 次。

【功　效】　清热解毒，润肠通便。主治内外痔便血。

方十五

【配　方】　瘦猪肉 100 克，槐花 50 克。

【制用法】　加水共煎汤。每日食 1 次。

【功　效】　凉血，止血。主治痔疮。

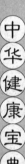

肛　裂

　　肛裂是指肛管皮肤全层裂开，并形成慢性溃疡的一种疾病。多发生于
肛门后中线处，严重者裂口可深达肛门括约肌。主要表现为肛门疼痛、排
便剧痛。中医学认为，此病多由火燥便结、蕴结肛门所致。

方一

【配　方】　冰片、煅龙骨粉各 6 克，朱砂 7.5 克，煅炉甘石 64 克，煅石
　　　　　　膏 143 克，凡士林 264 克，麻油适量。

【制用法】　先取冰片及少许煅炉甘石共研成细末。再入煅龙骨粉、朱砂及余下的煅炉甘石，混合均匀，掺入煅石膏，拌匀后倒入凡士林内充分搅拌，最后加适量麻油调成软膏，备用。肛门局部用红汞消毒后，据肛裂范围，涂满此膏，用纱布盖好，胶布固定。

【功　效】　止血敛疮，封口止痛。主治肛裂。

方二

【配　方】　乳香、没药各20克，丹参10克，冰片5克，蜂蜜30克。

【制用法】　先将前4味药共研细末，用75%乙醇适量，浸泡5日左右，加入蜂蜜调匀，随即煎熬加工成油膏状，贮瓶备用。用药前嘱病人排尽大便，以1:5000的高锰酸钾溶液坐浴10分钟左右，再用双氧水溶液清洗创面裂口，再用干棉球拭干泡沫，取药膏外敷创面处，然后覆盖无菌纱布，用胶布固定。每日换药1次，直至裂口愈合。

【功　效】　活血止血，止痛生肌。主治肛裂。

方三

【配　方】　乳香、没药、红花、桃仁、丝瓜络、艾叶、椿根皮各15克。

【制用法】　将上药稍加粉碎后，用纱布包住，放脸盆内，加水半脸盆浸泡后，煎煮30分钟，趁热熏洗，不烫手时将臀部浸泡于药水内坐浴，每次30分钟（冬天在坐浴过程中加沸水保温），每日早晚各1次（包括排大便后的1次）。每剂药可用1~5日。

【功　效】　活血化瘀，通络止痛。主治肛裂。

方四

【配　方】　当归、生地各15克，麻油150克，黄蜡30克。

【制用法】　先将当归、生地入油内煎熬，药枯后去渣，投入黄醋，即成半液状油膏，备用。每日大便后，清洗疮面，然后取药膏适量涂敷于患处。每日换药1次。

【功　效】　润肤生肌。主治肛裂。

方五

【配　方】　玄参、麦冬各20克，生地、火麻仁各15克，冬瓜仁、枇杷叶各12克，杏仁6克。

【制用法】　水煎服，每日1剂，饭前服。

【功　效】　增液滋阴，通便泄热。主治粪便干结，肛门裂痛。

蛇、虫、兽咬（蜇）伤

　　蛇、虫、兽咬（蜇）伤，是指被毒蛇、马蜂、蝎子、蜈蚣、蜘蛛、狗等咬（蜇）伤而引起的中毒性疾病，主要症状为局部肿胀、疼痛、恶寒、恶心、呕吐、眩晕等，严重者可死亡。中医学认为，其由毒侵肌腠经络，入于营血，内犯脏腑所致。

方一
【配　方】　成熟辣椒。

【制用法】　将辣椒晒干，研成细粉。撒于患处并包扎固定，每日换 1 次。

【功　效】　杀菌，消肿，止痛。主治狗咬伤。

方二
【配　方】　芋艿梗（芋头梗）。

【制用法】　将芋艿梗洗净，捣烂，敷贴患处。如为大黄蜂蜇，速嚼食生芋艿，以感到芋味有生腥气及舌麻为度。

【功　效】　消炎，消肿，镇痛。主治蛇、虫咬伤，蜂蜇伤。

方三
【配　方】　薯草 60~120 克。

【制用法】　先扩创排毒，伤口周围皮肤用酒精消毒后，以牙痕为中心纵向切开，一般深 0.2~0.3 厘米，拔火吸毒。然后，用 0.1%高锰酸溶液反复冲洗，一边冲洗，一边用双手从近心端向远心端，从四周向远心端，从四周向伤口方向挤压排毒 10~15 分钟。再将薯草洗净，捣汁冲服，每日 1 剂，分次服；或用薯草干品 30~60 克，每日 1 剂，水煎服。重症患者，每日可服 2 剂。同时，外敷薯草；取薯草适量，嚼烂或捣烂，将药渣敷于伤口周围，每日换药 1~4 次。伤口溃烂，有腐肉者，以破毒散敷于溃烂处，待腐脱新生，改用生肌散。

【功　效】　清热解毒。主治蝮蛇咬伤。

方四

【配　方】　红薯叶。

【制用法】　将红薯叶洗净，以滚开水烫软叶片。敷盖伤处，数次可愈。

【功　效】　解毒，利尿，医疮。主治蜈蚣咬伤。

方五

【配　方】　鲜蕹菜150克，黄酒30毫升。

【制用法】　将蕹菜洗净，捣烂取汁，同黄酒调和。一次服下，每日用2次。

【功　效】　清热，凉血，解毒。主治毒蛇咬伤。

方六

【配　方】　鲜桃树叶。

【制用法】　洗净，捣烂成饼状。伤口未化脓者，将药饼敷于伤口上，1贴可愈。伤口化脓者，切不可将药敷于伤口上，只宜敷在伤口周围，每日换药，直至痊愈。用药量视伤面大小而定。用药前应用盐水洗。

【功　效】　解毒，敛疮。主治狗咬伤。

方七

【配　方】　白矾适量。

【制用法】　将白矾放于热锅中溶化。趁热将白矾液滴于伤处。

【功　效】　清热解毒，消炎定痛。主治蛇咬伤。

方八

【配　方】　鲜羊奶适量。

【制用法】　煮沸。尽量饮用。

【功　效】　解毒，利尿，消肿。主治蜘蛛咬伤。

方九

【配　方】　鲜杏仁、雄黄各等份。

【制用法】　将鲜杏仁捣烂如泥，调入雄黄和匀。将伤口洗净，敷上药泥，包扎固定。

【功　效】　解毒，生肌。主治狗咬伤。

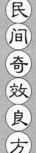

方十

【配　方】　鱼腥草适量。

【制用法】　鱼腥草洗净，捣汁，涂于伤处。

【功　效】　清热解毒。主治蜈蚣咬伤。

方十一

【配　方】　守宫（蝎虎、壁虎）1只，鸡蛋1个。

【制用法】　鸡蛋打一个孔，将全守宫塞入蛋内，然后将小孔封固，埋于阴凉土内（暑热天埋20厘米深），20日后取出备用。敷于患处，包扎固定。

【功　效】　消肿止痛。主治蝎、蜂蜇伤。

方十二

【配　方】　疥蛤蟆（癞蛤子、蟾蜍）2~3只。

【制用法】　煮熟食肉。

【功　效】　清热行湿，解毒消炎。主治狂犬咬伤。

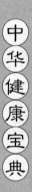
痈、疽

　　痈和疽是两种外科常见的化脓性疾病，主要区别是发病部位和症状有所不同。痈属阳证，多生于皮肉，主要表现为红肿热痛、触之灼热、脓色黄稠。疽属阴证，多生于筋骨，主要表现为肿痛而不红不热、脓色淡黄或清稀。中医学认为，这两种病证都是由热毒所致，又因人的体质不同，若邪从寒化，又多寒湿为患，但总因素体阳虚所致。

方一

【配　方】　陈醋、大蒜（去皮）各适量。

【制用法】　醋与蒜共捣成糊。涂患处，每日2次，现捣现敷，直至炎症消退为止。

【功　效】　消积解毒。主治一般痈肿。

方二

【配　方】　陈小麦 1000 克，醋适量。

【制用法】　将陈小麦加水浸泡（夏季 2 日，冬季 7 日）捣烂，过滤去渣。静置沉淀后，去上清液，将沉淀物晒干（成小粉浆），放锅内小火炒。炒时会翻泡，需搅动，待至焦黄并呈块状时取出，隔纸放地上，冷却，研成细末，过筛，装瓶备用。用时取干粉加醋，调成软膏（500 克约需食醋 240 毫升）。外敷患处。

【功　效】　清热解毒，消肿排脓。主治痈疽、蜂窝织炎、流行性腮腺炎、带状疱疹、急性乳腺炎、丹毒、外伤感染等红肿热痛的外科疾病。

【备　注】　软膏在夏季易发霉变质，最好当日调用，以免日久醋酸挥发，影响疗效。敷药范围需大于病灶面。未破，敷肿痛处；有脓肿未出头或已出头者，应在中间留一孔，以便排脓。

方三

【配　方】　绿豆、鸡蛋清各适量。

【制用法】　绿豆反复碾碎，过箩，取极细粉末，与鸡蛋清调和均匀。敷贴于患处，每日 2 次。

【功　效】　清热解毒，祛瘀通络，消肿止痛。主治各种痈疽之红肿疼痛。

方四

【配　方】　豆腐渣。

【制用法】　豆腐渣是做豆腐剩下的渣滓。外敷患处。

【功　效】　清凉，消炎，止血。主治疮口久不愈合。

方五

【配　方】　木飞榕鲜叶 30~60 克，红糖 6 克。

【制用法】　共捣烂绞汁顿服，药渣敷患部，每日 2~3 次。

【功　效】　清热解毒，活血散瘀，消肿止痛。主治各种痈毒。

方六

【配　方】　乌梅肉。

【制用法】　乌梅肉烧存性，研为细末。敷于患处，用胶布固定。

【功　效】　收敛，止血，生肌。主治臂疽。

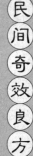

方七

【配　方】　米醋 250 毫升，乳香末、没药末各 6 克，淀粉 60 克，厚牛皮纸适量。

【制用法】　将米醋放于砂锅内煮沸，再将 2 味中药放入搅匀，随搅随下淀粉，待呈糊状后便倒在牛皮纸上涂抹。糊的厚度约 1.5 厘米，面积要大于患部。待药糊稍凉时，趁温热敷于病变部位，用纱布包扎固定。

【功　效】　消癖解毒。主治痈、蜂窝织炎、丹毒、疔腮、乳腺炎等急性外科炎症。

疔、疖

疔，又名疔疮，因小泡形如钉状且坚硬而得名。其发病迅速，而且皮肤各处皆可生，以颜面、四肢、颈背、腹部居多，主要表现为局部高出皮肤、红肿热痛。疖又名疖疮，皮肤浅表皆可生，以头部、面部、颈部、臂部、臀部居多，主要表现为肌肤红肿、灼热疼痛、有黄白色脓头等。中医学认为，疔因湿热蕴结所致，疖因邪毒侵袭、气血凝滞所致。

方一

【配　方】　干蒲公英适量，甘油、75% 酒精（比例 1:3）各适量。

【制用法】　干蒲公英研为细末，与甘油、酒精调成糊状，装瓶密封备用。使用时将药糊摊于纱布上，敷于患处固定。每日换药 1 次。4 日后创面干燥而愈。

【功　效】　清热解毒，消肿散结。主治蛇头疔。

【备　注】　对已溃破的创面，将糊剂敷于四周，留下中间，以利脓液引流。

方二

【配　方】　金银花、板蓝根各 30 克，菊花、连翘各 12 克，槐花、甘草各 6 克，黄芩、紫花地丁、赤芍、丹皮各 9 克。

【制用法】　水煎服，每日1剂。

【功　效】　清热，凉血，解毒。主治疔疮。

方三

【配　方】　鲜柳树叶或嫩芽。

【制用法】　将采集的鲜柳树叶或嫩芽用水洗净，加水适量浸煮，2~4小时后过滤，如此浸煮2次，合并2次滤液，浓缩成膏状，即可装入瓶中密封备用。使用时将患处用医用酒精消毒，涂敷柳叶膏，然后用纱布包扎固定，每日换药1次。

【功　效】　退热，杀菌，消肿，止痛，提脓，生肌。外敷治疗疮疖肿及外伤感染诸疾。

方四

【配　方】　枸杞梗带叶适量。

【制用法】　将枸杞梗及叶洗净，放入盆内加水煮1小时，晾晒。冲洗生有痱子的部位，每日2次。

【功　效】　清血热，止痛痒。主治夏日皮肤长疖疮。

方五

【配　方】　黄连、轻粉各50克，蜈蚣1条，75%酒精200毫升。

【制用法】　将黄连、轻粉、蜈蚣加入酒精中，密封浸泡1周后备用。用时，将患处洗净后涂此药液，每日2~3次。

【功　效】　清热攻毒。主治疖肿。

方六

【配　方】　藤黄10克，马钱子、龙脑（冰片）各6克，新鲜猪胆汁100克。

【制用法】　将马钱子用砂拌，炒软，去毛，研成粉末。然后将藤黄、龙脑分别研成粉末。将上药掺在猪胆汁中备用。用时，以棉签或小毛刷蘸药汁涂在疖肿上，涂药范围大于红肿范围0.35厘米，每日涂2~3次。涂后需保持24小时以上。重复涂药时，前次药液不要洗掉。

【功　效】　清热止痛。主治疖肿。

【备　注】　马钱子有毒，用量用法一定要遵医嘱。孕妇忌用。

方七

【配　方】　蛇皮 1 张，全蝎 2 只，蜂房 10 个。

【制用法】　将上药浸泡于 300 毫升食醋中，24 小时后即可使用。浸泡时间越长越好。药液用完后可再加醋 1 次。用棉花或纱布蘸药液后敷患处，用绷带、胶布固定，每日 2 次。

【功　效】　通络解毒。主治疖肿。

破伤风

　　破伤风，又称"金疮痉"，是一种由破伤风杆菌感染引起的急性传染性疾病，主要表现为头痛、恶寒、面唇青紫、颌部肌肉阵发性痉挛、角弓反张、舌强流涎，甚而呼吸困难、痰鸣、窒息。中医学认为，破伤风是由于皮肤破伤，"风毒"入侵经络所致。

方一

【配　方】　老葱白（连须，去叶不去皮）500 克，黑扁豆 45 克，棉籽 90 克，高粱原酒 75 克。

【制用法】　棉籽炒焦至酱紫色，碾碎，过筛去壳；葱白加水 4～5 碗，煎成汤；酒温热；黑扁豆放大铁勺内炒，先冒白烟，后冒青烟，至 90% 炒焦时离火；把温酒倒入铁勺，过滤，留酱紫色酒液。把棉籽粉与酱紫色酒液混合，加适量葱汤搅如稀饭样，灌服，服后盖被发汗。连服 2 日。

【功　效】　发表，通阳，解毒。主治破伤风。

【备　注】　服药期间忌食腥冷食物。

方二

【配　方】　黄芪、当归、生地、僵蚕、钩藤（后下）、大贝母各 15 克，白芍 25 克，制白附子 7.5 克，全蝎粉（分 2 次吞服）、制南星各 5 克，甘草 10 克。

【制用法】　每日 1 剂，水煎服，并配合针刺、耳针。取穴：颈椎、胸椎、腰椎区，体针人中、地仓、颊车、合谷、足三里、丰隆、三阴交，均用补法，留针 20 分钟。

【功　效】　活血通脉，清热化痰。主治破伤风。

方三

【配　方】　马料豆（即黑豆）75 克，老葱白（连须，弃叶，不去皮）500 克，果实饱满的棉籽、高粱原酒各 125～150 克（根据患者具体情况确定用量）。

【制用法】　将棉籽炒焦至酱紫色，研碎讨箩成细面。葱加水 4～5 碗，熬成 3 碗。将酒温热。把马料豆放入铁锅用火炒，先冒白烟，后冒青烟，至大冒青烟时（黑豆约 90% 已炒爝）离火。然后把温酒倒入铁锅内，待豆子不发出响声时过滤，留酱紫色液体。把棉籽粉和马料豆液放在一起，加入适量葱汤，如稀粥服用。连服 1～2 日。热天服后盖一条被单，冬天服后盖上棉被，使汗出透。

【功　效】　清热解毒，活血消肿，通阳利尿。主治破伤风。

【备　注】　治疗期间应忌腥冷食物，静卧休息。

方四

【配　方】　鸡矢白（白鸡屎）3～9 克。

【制用法】　以烧酒冲服。

【功　效】　清热凉血，泄火解毒。主治破伤风。

【备　注】　鸡矢白即鸡粪中之灰白色部分。

方五

【配　方】　鱼鳔胶 10～15 克，黄酒 120 克。

【制用法】　将鱼鳔胶用线捆扎数周，用草燃烧，烧焦后，放土地上晾干，研末。用黄酒煎开冲服，见汗即愈。

【功　效】　祛风邪，消肿毒。主治破伤风。

方六

【配　方】　大河蟹 1 只，黄酒适量。

【制用法】　大河蟹去壳，捣烂。用黄酒冲服，出微汗。

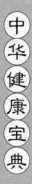
【功　效】　清热，散风。主治破伤风。
【备　注】　服药期间忌吃柿子。

方七

【配　方】　蝉衣 20 克，蜈蚣、全蝎、僵蚕各 12 克，辰砂、胆星、竹黄各 6 克，巴比妥片 10 克。

【制用法】　将上药合研为细末，每服 6 克，小儿 0.7~3 克，每日 2~3 次。

【功　效】　祛风，镇痉，解毒。主治破伤风。

方八

【配　方】　地龙、蝉衣、天麻、羌活、防风、荆芥、胆南星各 9 克，钩藤、赤芍、明矾各 10 克，蜈蚣、全虫各 5 克。

【制用法】　将上药共研为极细末，过 120 目筛后，装入干净瓶内备用。用时，以凉开水冲服。每日 2~3 次。3 日为 1 个疗程，直至痊愈为止。

【功　效】　清热，解毒，镇痛。主治破伤风。

方九

【配　方】　蜈蚣 3 克，全虫、防风、胆南星、白芷、天麻、钩藤各 5 克，羌活 8 克，丹皮 10 克，鸡矢白末 6 克（成人可加倍），黄酒适量。

【制用法】　将前 9 味药水煎 2 次后，去渣，加入鸡矢白、黄酒，搅拌均匀后，分早中晚 3 次口服。本方药为 1 日剂量。如患者牙关紧闭，不能咽下，可保留灌肠。小儿可随年龄增减用量。

【功　效】　熄风镇痉，通络止痛，解毒散结。主治破伤风。

丹　毒

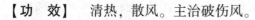

　　丹毒是一种由毒性极强的乙型溶血性链球菌所引起的急性炎症，主要表现为皮肤红赤、水肿、热痛。头部、颜面、下肢等处多发，生于头部者，多由风热时毒之气所生，称为抱头火丹或大头瘟；生于胫踝足部者，多由

湿火下注所致，称为流火；游行于全身的则多发于婴儿，是由胎火所致，称为赤游丹毒。

方一

【配　方】　油菜叶（芸苔叶）。

【制用法】　取叶捣烂。敷患处，每日换药2~3次。

【功　效】　行瘀散血，消肿解毒。主治赤游丹毒。

方二

【配　方】　土茯苓、野菊花各30克。

【制用法】　冷水浸泡片刻，水煎，分2次服，每日1剂。

【功　效】　清热解毒。主治丹毒。

方三

【配　方】　青鱼胆、青黛各等份，香油少许。

【制用法】　将青鱼胆晒干，同青黛共研细，以香油调匀。涂于患处，每日2~3次。

【功　效】　清热解毒。主治丹毒、腮腺炎。

方四

【配　方】　卿鱼肉、赤小豆粉各适量。

【制用法】　将鲜鱼肉捣烂，同赤小豆粉调匀，加水和之。敷于患处，每日2~3次。

【功　效】　清热，解毒，祛湿。主治小儿丹毒。

跌打损伤

　　跌打损伤多指人因跌、打、磕、碰等原因而受的伤，如刀枪、闪伤、挫伤、刺伤、擦伤、运动损伤等，主要表现为局部疼痛、肿胀、出血、脱臼等。中医学将人体因外力而引起的筋骨伤损、瘀血肿痛、经络不通以至脏器受损等，统称为跌打损伤，治疗上以活血化瘀、止痛消肿为主。

方一

【配　方】　生川乌、生栀子、赤芍各1000克，生南星、川续断、紫荆皮、白芷、泽兰各500克，或用诸药各等份。

【制用法】　上药共研细末，过45目筛，每300克药粉加凡士林150克，蜂蜜500克，混合调匀成膏（先将蜂蜜、凡士林加热熔化后逐渐下药搅拌调匀），贮罐备用。用时根据损伤部位大小，将膏药摊于棉垫（或牛皮纸）上，摊的药膏无须过多。损伤处若有皮肤破损，须先用敷料盖住，然后再敷药膏，以防感染。余则贴敷伤处，敷药后用绷带包扎固定。3~4日换药1次。换药前先洗净患处原敷的药膏。敷药后局部皮肤出现疹痒等反应，应停止用药。

【功　效】　消肿止痛。主治跌打损伤。

方二

【配　方】　黄栀子60克，川乌、草乌、生姜、香附子（鲜品、捣烂）各15克，柑子树叶30克（鲜品、捣烂）。

【制用法】　将上药共研为细末，以酒、面粉适量调和敷于患处。

【功　效】　消肿止痛。主治跌打损伤。

【备　注】　一般仅敷用，忌内服。

方三

【配　方】　红花、赤芍、白芷、栀子、桃仁、乳香、没药各15克，大黄30克。

【制用法】　上药共研细末，用酒调匀成糊状，备用。外敷患处。为防止药物脱落，减少蒸发，外用塑料纸包扎，如干燥后，可取下再加酒调敷，连续敷用3~4日后去除。若尚未治愈，可用第2剂重新调敷。

【功　效】　活血化瘀，消肿止痛。主治跌打损伤。

【备　注】　皮肤有破损者勿用。又名铁打，即本方，各药均为15克，其中桃仁4克，依上法用之。用治软组织挫伤12例，用药1~4次后均治愈（《千家妙方·下》）。

中华健康宝典

方四

【配　方】　栀子60克，大黄、乳香、没药、一支蒿各30克，樟脑饼7克。

【制用法】　上药共研细末，入罐内，加白酒适量（以淹没药物为度），浸泡2周，密闭。取药外敷患处，以敷料盖上，胶布固定。敷药范围与疼痛面积大小相应。

【功　效】　消肿止痛。主治跌打损伤。

【备　注】　本方治疗无名肿毒、肋间神经痛，效果良好。

方五

【配　方】　黄栀子2份，乌药、桃树枝心、樟树枝心各1份。

【制用法】　将上药分别晒干，研成细粉，分装保存备用。用时，以水和50%酒精调成糊状，再加上适量的面粉，混合搅匀。然后摊在塑料布上（用药量根据扭伤的面积而定），厚约0.3毫升，外敷于患处，用绷带包扎固定，以防药液外溢。冬季可2~3日换药1次，夏季1~2日换药1次，以保持其湿润。

【功　效】　活血通络，消肿止痛。主治各种跌打损伤、扭伤及软组织挫伤。

方六

【配　方】　乳香、没药、羌活、独活、香附、炒甲珠、自然铜、木瓜、当归、续断各15克，桂枝、制川乌、制草乌、白芷、苏木、小茴香各10克，细辛6克。

【制用法】　上药共研细末，过筛混匀，收贮备用。用时取活血散，用量10~20克，一般以能覆盖瘀血面为准，以生菜油调匀，以压痛点为中心，局部外敷包扎。每日换药1次，3日为1个疗程。

【功　效】　活血化瘀，消肿止痛。主治软组织损伤。

【备　注】　早期治疗，收效显著。

方七

【配　方】　生栀子、生韭菜各等量。

【制用法】　将上药捣烂后，用鸡蛋清调匀，呈糊状，均匀地敷于患处，将红肿面盖全，厚2~4毫升，外用纱布固定。每日换药1次。

【功　效】　散瘀，活血，止痛。主治闭合性软组织损伤或小腿挫伤、踝

民间奇效良方

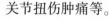
关节扭伤肿痛等。

方八

【配　方】　生大黄 100 克，丹参、红花各 60 克，延胡索 40 克，冰片 10 克。

【制用法】　将上药共研为细末，装入瓶内备用。用时，取药末适量，用蜂蜜和 75% 酒精各半调成糊状，均匀地敷于患处，再用绷带包扎固定，每日换药 1 次。

【功　效】　逐瘀通经，活血止痛。主治软组织损伤。

方九

【配　方】　大蟹 2 只，白酒适量。

【制用法】　将蟹焙干研末。每次服 20 克，以酒送服。

【功　效】　散瘀血，通经络，续筋接骨。主治跌打损伤。

方十

【配　方】　䗪虫 150 克，血竭、三七、栀子、乳香、没药、川芎各 200 克，孩儿茶、生大黄、三棱、莪术各 300 克。

【制用法】　将上药共研为极细末，过 100 目筛后，调入凡士林适量混合均匀备用。用时，取药膏涂于患处，约 0.5 厘米厚，外盖塑料薄膜或绵纸后，用绷带或胶布固定，每日换药 1 次。

【功　效】　破血逐瘀，通经活络。主治软组织损伤。

急性腰扭伤

　　急性腰扭伤是一种因用力不当或外力撞击过猛所引起的急性撕裂伤，主要表现为腰部疼痛、活动受限、损伤部位压痛等。俗称"闪腰岔气"，认为是因外伤或劳动用力不当，而伤及腰脊，致使经络受阻、气血不足所致。

方一

【配　方】　独活、防风、降香、枳壳、延胡索各 10 克，海风藤、川断、桑寄生、怀牛膝各 15 克，小茴香、甘草各 5 克，细辛 3 克。

【制用法】　水煎服，每日 1 剂，分 2 次服，10 剂为 1 个疗程。

【功　效】　祛风通络，补肾强筋。主治急性腰部扭伤。

方二

【配　方】　木香、小茴香、延胡、红花、续断、泽兰、淮牛膝、甘草各适量。

【制用法】　水煎服，每日 1 剂。

【功　效】　行气，活血，止痛。主治气血瘀滞之腰痛症。症见腰痛如刺，痛有定处，拒按，转侧不利，舌紫暗或有瘀斑，脉涩。多见于急慢性腰肌损伤、腰椎骨关节损伤、坐骨神经痛等，属急性发病者。

方三

【配　方】　秦艽、甘草各 6 克，川芎 12 克，桃仁、红花、羌活、没药、当归、五灵脂（炒）、香附、牛膝、地龙各 9 克。

【制用法】　每日 1 剂，水煎服。老年体弱者加黄芪、党参，痛剧者加延胡索、重楼。煎后药渣中加入适量醋和水，煮沸待温后熏洗伤处。

【功　效】　行气活血，通络止痛。主治急性腰部扭伤。

方四

【配　方】　公丁香 100 克，独活、生附子、苍术、草乌各 20 克，羌活、麻黄、当归、升麻、半夏、川乌、白芷、姜皮、桂枝、石菖蒲各 50 克。

【制用法】　上药用香油 1500 克浸泡 7 日熬枯去渣，炼至滴成珠，下黄丹 3000 克，搅匀待冷，将肉桂、乳香、没药、大黄、青皮各 30 克研细粉加入和匀备用。外敷患处。

【功　效】　祛风除湿，温经散寒，活血化瘀，通络止痛。主治急性腰部扭伤。

方五

【配　方】　䗪虫、川牛膝、桃仁、红花、木香各 10 克，鹿角霜、川续断各 15 克，当归 12 克，川芎 9 克，鸡血藤 30 克。

【制用法】 水煎服。

【功　效】 补益肝肾，活血止痛，接续筋骨。主治急性腰扭伤、气滞血瘀、肾虚。

【加　减】 腰部无明显痛点、气滞甚者，加香附、乌药各 10 克；腰部刺痛固定、血瘀甚者，加加田三七 3 克，延胡索 15 克；扭伤反复发作、腰酸痛无力者，加熟地、杜仲各 15 克，补骨脂 12 克。

踝关节扭伤

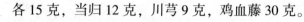

踝关节扭伤俗称"崴脚"，是指由于自身暴力为主所致的一种踝关节周围软组织损伤。根据损伤韧带的不同，可分为内侧踝关节扭伤、外侧踝关节扭伤和高位踝关节扭伤三类。中医学认为，踝关节扭伤的治疗应以理气活血、舒筋止痛为主。

【配　方】 鲜土牛膝适量。

【制用法】 将上药捣烂，加少许食盐和匀，外敷患处，用绷带固定，每日 1 次。

【功　效】 活血祛瘀。主治踝关节扭伤。

足跟痛

足跟痛又名脚跟痛，俗称"脚后跟疼"，是一种老年常见病，主要表现为行走或负重疼痛。中医学认为，此病多由肝肾阴虚等因所致。肝肾亏虚、筋骨失养、风寒湿邪入侵而致脚后跟经络瘀滞，气血运行受阻，引发本病。

方一

【配　方】艾叶、制川乌、制草乌、威灵仙、川牛膝、川柏、三棱、莪术、川柏各20克，海桐皮、透骨草各30克，肉桂、红花、冰片各15克。

【制用法】上药（除冰片外）放入较大容器内，加水浸没30分钟至1小时，再加水适量，煮沸后再煮15~20分钟，去渣留汤。加入冰片搅匀，趁热将患足置于盆上熏蒸，待药汤降温至适度，放入患足外洗，时间超过30分钟，每日1次，每剂用2次，10次为1个疗程。

【功　效】活血破瘀，温经除湿。主治脚跟痛。

方二

【配　方】鹿角胶、龟板各15克，熟地、当归、牛膝、茯苓、杜仲、菟丝子、党参各10克。另用硫黄末每日3次，每次1克。

【制用法】水煎服，每日1剂。

【功　效】温补肾阳，益精填髓。主治脚跟痛。

方三

【配　方】熟地、山萸肉、桑寄生、木瓜各12克，山药、白芍各25克，牛膝9克，甘草10克。

【制用法】每日1剂，水煎服。15日为1个疗程。

【功　效】补益肝肾，强筋健骨。主治脚跟痛。

方四

【配　方】仙人掌（取2年以上生长健壮的）适量。

【制用法】将仙人掌上的刺去掉，然后切碎捣烂为泥。敷于足跟痛处，每日更换1次，连续敷用5~6日可愈。

【功　效】清热解毒，驱寒散瘀。主治脚跟痛。

民间奇效良方

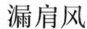

中
华
健
康
宝
典

漏肩风

漏肩风又称"五十肩""肩凝症""浆结肩",多见于50岁左右的中老年男性,是肩关节软组织的一种慢性风湿性病变。主要表现为肩关节周围疼痛,肩关节各个方向主动和被动活动受限等。中医学认为,此病多由肩部感受寒邪所致。

【配　方】　黄芪 30 克,桂枝、赤芍、羌活、姜黄、当归各 6 克,桑寄生 9 克,地龙 10 克。

【制用法】　水煎服,每日 1 剂。

【功　效】　益气补血,温经和营,祛风利湿,活血通络。主治漏肩风。

【备　注】　在治疗过程中,配合肩井、曲池、外关、合谷穴针刺治疗,效果甚佳。

颈椎病

颈椎病是一种由颈椎椎间盘变性退化、颈椎骨质增生引起的综合征,多见于中年以上人群。主要表现为头、颈、臂、手、上胸、背疼痛麻木;重者可出现四肢瘫痪、大小便失禁等。西医学认为,该病由颈椎椎间盘退行性变及其继发性椎间关节退行性变刺激或压迫周围的脊髓、神经根、血管等所致。中医学认为,颈椎病属于项痹病的范畴,与肝肾亏虚、内伤劳倦、损伤筋骨等有关。

方一

【配　方】　桂枝、白芍各 18 克,甘草 12 克,葛根 25~40 克,生姜 6 克,大枣6枚。

【制用法】　水煎服。每日1剂，20日为1个疗程。

【功　效】　解肌通脉，柔肝止痛。主治颈椎病。

【加　减】　局部凉者，加附子；颈项沉困者，加羌活、独活；手臂麻木者，加当归、川芎、川牛膝；病程较长者，加天麻、全蝎、地龙；肾虚者，加鹿角霜、山茱萸、威灵仙。

方二

【配　方】　葛根、丹参、白芍、威灵仙、防风各50克，川芎、乳香、没药、川椒、五加皮、桂枝、桑枝、荆芥、生甘草各20克，细辛3克，全蝎、蜈蚣各10克。

【制用法】　将上药研为极细末，装入瓶内备用，每次服3克，黄酒或温开水送服。每日3次。

【功　效】　通络止痛。主治颈椎病。

方三

【配　方】　当归、刘寄奴各15克，川芎、姜黄、白芷、威灵仙各12克，红花、羌活、胆星、白芥子各9克，路路通、桑枝各30克。

【制用法】　每日1剂，水煎服。

【功　效】　活血化瘀，行气通络，除湿化痰。主治颈椎病。

方四

【配　方】　马钱子粉、白花蛇粉、狗脊粉、琥珀粉、桂枝粉各适量。

【制用法】　上药剂量按1：10：10：3：3之比混合均匀，装入空心胶囊内，每粒重0.4克。前3日每日3次，每次1粒，以后每次2粒，每日3次，均在饭后服。

【功　效】　祛风，通络，止痛。主治颈椎病。

方五

【配　方】　全蝎9克，蜈蚣2条，鹿含草30克，乌蛇、当归、川芎、自然铜各15克。

【制用法】　将上药水煎，分2次口服，每日1剂。

【功　效】　通络止痛。主治颈椎病。

【加　减】　上肢麻木疼痛较重者，加桑枝；颈部强直疼痛重者，加葛根；

眩晕、昏仆者，加地龙、钩藤、泽泻；气候剧变症状加重者，加汉防己、秦艽。

骨质增生症

骨质增生症，又名"骨刺"，古称"骨赘"，是一种发于脊椎、髋、膝关节、跟骨结节等不同部位的慢性骨质生长异常退行性疾病，主要表现为患处疼痛、触之痛剧、活动不灵等。以40岁以上的中老年人发病居多。中医学认为，此病多因风、寒、湿三气杂合，侵入肌肉、筋络关节，客于经脉，邪气壅阻，气滞血瘀，关节磨损所致。或因跌仆挫伤，损伤骨络过频；低头弯腰，行走站立过度所致。治疗应以活血化瘀、温经通络、补益肝肾等为主。

方一

【配　　方】　白花蛇（学名银环蛇）4条，威灵仙72克，当归、蟅虫、血竭、透骨草、防风各36克。

【制用法】　共碾细末，过筛。每次服3克，每日服2次，开水送服。以上为1个月药量。

【功　　效】　通络止痉。主治骨质增生症。

方二

【配　　方】　威灵仙、肉苁蓉、熟地、青风藤、丹参各15克。

【制用法】　每日1剂，煎2遍和匀，1日2次分服。或研末炼蜜为丸，每粒10克，每服1粒，每日2次。

【功　　效】　通络止痛，补肾益气。主治颈椎、腰椎及足跟骨质增生，老年骨关节炎疼痛等。

【加　　减】　上肢麻痛者，加姜黄10克；下肢麻痛者，加怀牛膝10克。

【备　　注】　骨质增生乃老年人常见病，系肾虚髓空血瘀、风寒乘隙入侵所致，故以肉苁蓉补肾阳、益精气，熟地滋肾阴填骨髓，威灵仙、青风藤祛风通络止痛，丹参活血化瘀止痛。肾气得充，血活络通，通则不痛，故痛自止矣。注意关节保护，避免过度负重，避寒就温，肥胖者宜注意饮食，设法减轻体重，以减少负重。

方三

【配　方】　生草乌、细辛各 10 克，洋金花 6 克，冰片 16 克。

【制用法】　先将前 3 味药研末，用 50% 酒精 300 毫升浸入，冰片另用 50% 酒精 200 毫升浸入，每日搅拌 1 次，约 1 周后全部溶化，滤净去渣，将 2 药液和匀，用有色玻璃瓶贮藏。每次用棉球蘸药液少许涂痛处或放痛处片刻，痛止取下，每日 2~3 次。

【功　效】　祛风散寒，活血止痛。主治骨质增生症。

【备　注】　本方药性毒烈，只能外用少许，用量请遵医嘱，不可内服，皮肤有破损者及孕妇均忌用。

方四

【配　方】　粉葛、秦艽、威灵仙、当归各 20 克，白芍 30 克，延胡、制川乌、独活各 10 克，蜈蚣 3 条（去头足），天麻 6 克（为末吞服）。

【制用法】　将上药水煎，分 2~3 次口服，每日 1 剂。

【功　效】　舒筋活络。主治颈椎骨质增生症。

【加　减】　偏寒者，加桂枝、细辛、白芥子、制附片、淫羊藿；偏热者，酌加板蓝根、银花、连翘；偏湿者，酌加茯苓、薏苡仁、苍术；气虚血滞者，加党参、丹参；肾虚者，加枸杞子、巴戟天。

方五

【配　方】　白芍 30 克，木瓜、当归、威灵仙各 15 克，甘草、五加皮各 6 克。

【制用法】　每日 1 剂，水煎服，早晚分服。

【功　效】　温补肾阳，通络止痛。主治骨质增生症。

【加　减】　病变部位在颈椎者，加羌活 10 克；在腰椎者，加川续断 20 克；在跟骨者，加牛膝 10 克。并配合适当的功能锻炼。

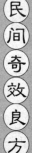

民间奇效良方

方六

【配　方】　全当归、白芍各 40 克，川芎、炒艾叶、地龙、灸川乌、五加皮、木通、川花椒、萆薢、防风各 30 克，生姜汁 100 毫升，陈醋适量，冰片 5 克。

【制用法】　将上药共研为极细末后，加入姜汁、陈醋成糊状，贮瓶内备用。用时，以此药糊敷患处，每日换药 1 次。1 剂药一般可用 2~3 日。2 剂药为 1 个疗程。

【功　效】　活血止痛，通络除痹。主治骨质增生症。

方七

【配　方】　川芎、没药、乳香、红花、白芍各 60 克，草乌、川乌、防己、杜仲、川续断、牛膝各 30 克，羌活、白芷、干姜、秦艽各 20 克，冰片 3 克。

【制用法】　将上药共研为细末，用陈醋和白酒各半，调药末成糊状外敷患处，每日换药 1 次。1 周为 1 个疗程。

【功　效】　通经络，强筋骨。主治骨质增生症。

【加　减】　伴颈椎病和高血压者，去白芷、干姜，加葛根、透骨草各 20 克；腰酸痛者，加鸡血藤、狗脊各 20 克。

方八

【配　方】　蜈蚣 10 条，白僵蚕、白芷、全蝎、生川乌、生草乌各 50 克。

【制用法】　将上药共研为极细末，装入瓶内备用。用时，取适量药粉，加白酒调成糊状，外敷于骨质增生处。每日换药 1 次，至痊愈为止。

【功　效】　祛风止痛。主治骨质增生症。

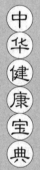

民间奇效良方

儿科疾病

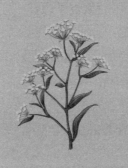

小儿感冒

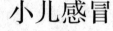

小儿感冒是小儿最常见的疾病之一，多见于 1~6 岁儿童。主要症状为发热、头痛、鼻塞、流涕、干咳、咽痛等。中医学认为，小儿感冒是由外部风邪袭侵所致。

方一

【配　方】　大葱、香油各适量。

【制用法】　葱叶切断，取葱管中滴出之涎液，再滴入数滴香油，搅匀。用手指蘸油摩擦患儿手足心、头面及后背等处，每日多次。注意勿着凉。

【功　效】　降温退热，解毒凉肌。主治小儿风热感冒。

方二

【配　方】　葱白 2 根，豆豉 10 克，白米 40 克。

【制用法】　按常法煮作粥，临熟前下葱白及豆豉调匀，稍煮片刻即成。

【功　效】　散风清热。主治小儿风热感冒。

方三

【配　方】　生姜 15~30 克，红糖 20 克。

【制用法】　将生姜洗净，切作片，捣烂，入红糖水煎。趁热饮用，每次服 50~100 毫升。服后盖被见微汗。

【功　效】　散寒祛风。主治小儿风寒感冒。

方四

【配　方】　鲜橄榄 30 克，生萝卜 250 克。

【制用法】　洗净，萝卜切片，水煎，去渣。代茶饮。

【功　效】　清热解毒。主治小儿流行性感冒。

方五

【配　方】　杏仁、苏叶、前胡、半夏、陈皮、桔梗、枳壳、茯苓、甘草各 1 克。

【制用法】 上药研为细末，备用。上药加白蜜糖 75 克，连须葱白 3 根捣烂如泥状，另加萝卜汁 10 克，大枣 3 克（去核捣烂），令诸药呈药饼状，敷于患儿脐上，30 分钟换药 1 次。

【功　效】 疏散风寒，理气化痰。主治小儿风寒感冒。

方六

【配　方】 吴茱萸、明矾各 6 克。

【制用法】 上药研为细末，以鸡蛋清调匀成膏状，备用。取药膏敷于两足心（涌泉穴）或手心（劳宫穴），外以纱布包扎固定。每日换药 1 次。

【功　效】 散邪逐热。主治小儿感冒。

小儿发热

小儿发热是指儿童的体温高于正常的温度（36℃～37℃），主要表现为面红唇红、烦躁不安等。中医学认为，小儿脏腑娇嫩，不耐寒热，并且智力未开，往往寒凉不知御，炎热不知避，饥饿无度，因此无论内伤外感，多互结为患，邪从热化，导致发热。

方一

【配　方】 黄瓜 250 克，豆腐 500 克。

【制用法】 黄瓜、豆腐切片，加水煮汤。每饮 1 大杯，日用 2 次。

【功　效】 清热，生津，润燥。主治小儿夏季发热不退、口渴饮水多、尿多。

方二

【配　方】 柴胡、黄芩、法半夏、枳实、白芍各 101 克，大黄 6 克，大枣 3 枚，生姜 3 片。

【制用法】 第 1 剂中大黄后下。若患儿服药后腹泻 1～2 次，第 2 剂中大黄可同煎；如患儿热退，则可去掉大黄。5 岁以下患儿减半量。

【功　效】　泄火退热。主治小儿高热。

方三

【配　方】　葛根 10~15 克，麻黄 3~6 克，桂枝、芍药各 6~10 克，大枣 3 枚，生姜 9 克，甘草 3 克。

【制用法】　水煎服，每日 1 剂，分 2 次服。

【功　效】　发汗解表，退热止痛。主治小儿发热。

【备　注】　此为 1~7 岁童，用时可按年龄酌情加减。兼肺咳或胃肠症者，辅以二陈汤或平胃散。

方四

【配　方】　生山栀 9 克。

【制用法】　上药研碎，浸入少量 70% 的酒精或白酒中 30~60 分钟，取浸泡液与适量的面粉和匀，做成 4 个如 5 分硬币大小的面饼，临睡前贴压于患儿的涌泉穴（双）、内关穴（双），外包纱布，再用胶布固定，次晨取下，以患儿皮肤呈青蓝色为佳。

【功　效】　清热泄火。主治小儿发热。

方五

【配　方】　生石膏 100~150 克。

【制用法】　水煎服。

【功　效】　清热泄火。主治小儿高热。

【备　注】　体温在 39℃ 以上，只要见到高热、汗出、口渴三症，即为大剂石膏使用之例。尤以高热和汗出为主要指标；若只见高热，不见汗出，则不在此例。

小儿夜啼

　　小儿夜啼多见于 1 岁以内的乳婴，主要表现为长期夜间啼哭、不能安睡。中医学认为，小儿夜啼多因心热或脾寒，或伤食、伤乳、惊吓等所致。

方一

【配　方】　钩藤、薄荷、炒酸枣仁各4克，蝉衣2克。

【制用法】　将上药水煎3次后合并药液，分早晚2次口服，每日1剂。若3剂不愈，视为无效。

【功　效】　镇静，安神。主治小儿夜啼。

方二

【配　方】　木通2.5克，生地4.5克，黄连、甘草、灯芯各1.5克。

【制用法】　上药共研细末，加白蜜滚水调和成饼。敷贴两手心劳宫穴上。

【功　效】　清心泄火。主治小儿夜啼。

方三

【配　方】　酸枣仁、川黄连、乌梅、焦山楂各9克，麦冬3克，生大黄6克（后下）。

【制用法】　将上药水煎，分3次口服，每日1剂。3剂为1个疗程。

【功　效】　宁心安神，泄火解毒。主治小儿夜啼。

【加　减】　烦热者，加淡竹叶、柴胡各5克；腹胀、腹痛者，加元胡、莱菔子、使君子各6克。

方四

【配　方】　牵牛子7粒。

【制用法】　上药研末，用温水调成糊状，备用。于临睡前敷于肚脐上，用胶布或绷带固定。

【功　效】　逐水泄火。主治小儿夜啼。

方五

【配　方】　麦冬8克，朱砂0.3克，灯心草0.5克。

【制用法】　将上药盛于小碗内，加热开水40毫升浸泡，待煮饭熟时，置于饭面上加蒸（或置于锅内隔水蒸）即可，每日1剂，中午及晚上睡前各服1次。

【功　效】　重镇安神，养阴生津。主治小儿夜啼。

方六

【配　方】　杏仁、黄芩、野菊花各5克。

【制用法】　上3味水煎服。

【功　效】　镇惊安神。主治肺热惊啼型夜哭。

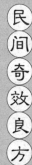

小儿惊吓

小儿惊吓多是小儿在没有精神准备的情况下，被突然出现的刺激性事物或声音所影响而出现的病症，主要表现为突然惊醒、呼吸急促、出汗、哭闹等。中医学认为本病属"惊悸"范畴。

【配　　方】　当归、远志、蝉蜕、钩藤各6克，茯神、珍珠母、紫贝齿各7.5克。

【制用法】　将上药水煎，每日1剂，分2次服。

【功　　效】　补血养血，镇静安神。主治小儿惊吓。

【加　　减】　见呼叫甚者，加白鲜皮；夜惊甚者，加粉苡草；手足搐动者，加木瓜；烦躁尿赤者，加淡竹叶；腹痛者，加木香；大便青者，加白芍。

百日咳

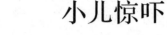

百日咳是一种多发于1~5岁儿童的急性呼吸道传染病，主要临床表现为阵发性、痉挛性咳嗽，咳嗽剧烈时，一次发作完毕后，伴有拖长的鸡鸣样吸气声。其发作时，有连续不断而紧接的短咳，没有吸气的余地，甚至发生呕吐、口鼻出血等症。中医学称本病为顿咳、疫咳等，多由肺气不足、受凉感受时邪、痰阻气道所致，治疗应以化痰降逆、疏利肺气为主。

方一

【配　　方】　核桃仁（不去紫衣）、冰糖各30克，梨150克。

【制用法】　梨洗净，去核，同核桃仁、冰糖共捣烂，加水煮成浓汁，每服1汤匙，每日服3次。

中华健康宝典

【功　效】　清热止嗽。主治百日咳。

【备　注】　核桃仁 100 克，炒香后调入蜂蜜尽量多吃，主治小儿久咳气促、面眼微肿、伴有遗尿等。

方二

【配　方】　天门冬、麦冬各 60 克，栝楼仁、蒸百部各 30 克，橘红、竹茹、天竹黄各 15 克。

【制用法】　上药浓煎 3 次，去渣取汁，以百部 30 克、白糖（或冰糖）90 克收膏。每次服 1 匙，每日 3~4 次，开水冲服。

【功　效】　清热化痰，润肺止咳。主治百日咳。尤其百日咳痉挛期，效果更佳。

方三

【配　方】　大蒜 60 克，白糖适量。

【制用法】　将大蒜去皮，切碎，加冷开水 300 毫升，浸泡 10 个小时，滤取清液加白糖少许。5 岁以上每次服 15 毫升，5 岁以下减半，每 2 小时服用 1 次。

【功　效】　止咳祛痰。主治百日咳。

方四

【配　方】　猪胆汁（1 个胆所含的量）。

【制用法】　将胆汁放铁锅中用文火炼 4 小时，取出研末。1 岁以下服 0.5 克，1~2 岁服 1.5 克，均加炒熟的面粉少许，分成 14 包，早晚各服 1 包，7 日服完。2 岁以上药量酌增。

【功　效】　泄热润燥，清心肺火。主治小儿百日咳。

小儿肺炎

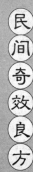

　　小儿肺炎是指不同病原体或其他因素（如吸入羊水、油类或过敏反应等）所引起的肺部炎症，主要症状是发热、咳嗽、气促鼻煽、口唇紫绀、

肺部呼吸音减低等。中医学认为，此病多由感受风寒，或风热之外邪所致；若小儿正气虚弱，亦可并发或继发本病。

方一

【配　方】　川贝母30克，朱砂、雄黄、胆南星、天竹黄、川黄连、猴枣、月石各9克，琥珀、天麻、橘红、寸麦冬、玄参、枳壳各15克，木香12克，冰片、牛黄各3克。

【制用法】　上药共研细末，每次冲服1克。

【功　效】　清热化痰，开窍定喘。主治小儿肺炎。

方二

【配　方】　天花粉、黄柏、乳香、没药、樟脑、大黄、生天南星、白芷各等份。

【制用法】　上药共研成细末，以温食醋调和成膏状，备用。将此膏（适量）平摊于纱布上，贴于胸部（上自胸骨上窝，下至剑突，左右以锁骨中线为界），外以胶布固定（或不用），每12～24小时更换1次。

【功　效】　清热泄火，活血化痰。主治小儿肺炎。

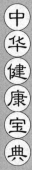

方三

【配　方】　地胆草50克，吊兰花40克，甘草10克。

【制用法】　吊兰花为鲜品，洗净切段，水煎内服，每日1剂，每剂服3次。

【功　效】　止咳，消炎，润肺。主治小儿气管炎咳嗽及肺炎等。

方四

【配　方】　栀子、蒲公英、鱼腥草各50克，薄荷80克，泽兰、大黄各30克。

【制用法】　上药共研细末，以醋调和成膏状，备用。用时取膏适量平摊于纱布上，贴敷于膻中、肺俞（双）穴上，并经常滴醋，保持药层一定湿度。每日换药1次。

【功　效】　清热解毒，疏风活络。主治小儿肺炎。

小儿支气管炎

小儿支气管炎是儿童常见病，主要表现为发热、咳嗽、吐痰、食欲减退或伴呕吐、腹泻等。一般可分为急性支气管炎和慢性支气管炎两大类。急性失治迁延可转化为慢性，慢性继发感染，又可引起急性发作。本病属中医的"咳嗽""痰饮"等病范畴，多由外感风邪引起。

方一

【配　方】　石膏9克，川贝15克，朱砂3克。

【制用法】　分别研细，过100目筛，然后混合均匀，备用。1岁内服0.25~0.3克，2~3岁服0.5~0.75克，4~5岁服1克，6岁以上服1.5~2克。

【功　效】　清宣肺热，止咳化痰，平喘利尿，镇静安神。主治小儿支气管炎。

【备　注】　本方中，石膏清热平喘，川贝润肺止咳化痰，朱砂镇静安神，达到缓解支气管痉挛，纠正缺氧的目的。可把药粉放在乳头上让幼儿吮吸，较大患儿配麻杏石甘汤效果更快、更好。

方二

【配　方】　鱼腥草、生石膏、白茅根各15克，麻黄、杏仁、川黄连、胆南星各3克，栝楼、法半夏、川贝母、前胡各6克。

【制用法】　将上药水煎，每日1剂，分3次服。

【功　效】　清热止咳。主治小儿急性支气管炎。

【加　减】　大便秘结者，加生大黄2克（后下）；高热者，加羚羊角粉1克，分2次冲服。

方三

【配　方】　麻黄、紫苏子、杏仁、桑白皮、橘红、茯苓各3克，甘草1.5克，生姜1片，大枣1枚。

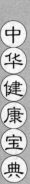

【制用法】　将上药水煎，每日1剂，分4~6次服完。2岁以下者，麻黄用量减半。一般可连续服用3~4剂。

【功　效】　定喘消痰。主治小儿急性支气管炎。

【加　减】　热象明显者，去生姜加黄芩、板蓝根（或大青叶）各3克；呼吸急促、咳嗽不爽者，加桔梗、白前各3克；喉间痰声鸣响者，加竹沥9克。

方四

【配　方】　白芥子30克，面粉90克。

【制用法】　先将白芥子研为极细末，与面粉混合均匀备用。用时，将上药用水调成饼，饼的大小视背部面积大小而定。每晚睡觉前敷背部。晨起去掉。一般连用2~3次即可见效。

【功　效】　利气化痰，主治小儿急性支气管炎。

小儿痄腮

小儿痄腮即小儿流行性腮腺炎，是指由腮腺炎病毒引起的一种呼吸道传染病，主要表现为腮腺胀痛、肿大、疼痛。本病好发于冬春季节，尤以5~9岁小儿发病居多。中医学认为，此病多因外感风温邪毒、壅阻少阴经脉、瘀结腮部所致。

方一

【配　方】　吴茱萸9克，虎杖5克，紫花地丁6克，胆南星3克。

【制用法】　上药共研细末，备用。用时取6~15克，以醋调和成糊状，敷双足涌泉穴。上盖塑料薄膜，再缠以纱布，用胶布固定。

【功　效】　清热，解毒，消肿。主治小儿痄腮。

方二

【配　方】　吴茱萸15克，白芨、大黄各6克，胆南星3克，虎杖9克。

【制用法】　上药共研细末，贮瓶备用。用时视年龄大小，1岁以下每次用药 3 克；1~5 岁每次用药 6 克；6~10 岁每次用药 9 克；11~15 岁每次用药 12 克；16 岁及以上者每次用药 15 克。使用时先以酒精棉球擦两足涌泉穴处，然后将药膏平摊于纱布上，敷贴涌泉穴上，再用绷带包扎固定。24 小时换药 1 次。病情严重者可连敷。敷药期间，如敷药干燥，可用醋液润之。

【功　效】解毒散结。主治小儿痄腮。

方三

【配　方】大黄、芒硝、赤小豆各 100 克，白矾 20 克。

【制用法】上为细末，过 80 目筛，用凡士林 300 克调匀成膏状，备用。用时视肿面大小，取此膏敷患处，外以纱布盖上，胶布固定。每日换药 1~2 次。

【功　效】清热泄火，消肿止痛。主治小儿痄腮。

方四

【配　方】青黛、生大黄各等份，冰片、食醋各适量。

【制用法】将前 2 药研细末，再加冰片少许调匀，用食醋调成糊状，涂敷患处，每日换药 1 次。以患部肿胀消失为止。亦可加服六神丸，根据患者年龄确定内服量。

【功　效】清热解毒。主治小儿痄腮。

方五

【配　方】绿豆 200 克，黄豆 100 克，红糖 150 克。

【制用法】3 味入水共煮，至烂熟。常食，量不限。

【功　效】清热解毒，消肿。主治小儿痄腮之红肿。

方六

【配　方】柴胡 12 克，生石膏 15 克，葛根、天花粉、黄芩、炒牛蒡子、连翘、桔梗、升麻、甘草各 9 克。

【制用法】水煎服，每日 1 剂。

【功　效】疏散退热。主治小儿痄腮。

方七

【配　方】六神丸 30 粒（研细），冰硼散 15 克，青黛 30 克，芒硝 12 克。

【制用法】上药研为细末，混匀备用。用时取适量，以老陈醋调成糊状，敷贴于腮腺肿胀处和涌泉穴，每 6~8 小时更换 1 次，直至发

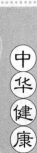

热、肿痛消失。同时内服自拟大板夏玄汤（酒大黄 10 克，板蓝根、玄参、夏枯草各 30 克。每日 1 剂，水煎，顿服之），热炽者，予物理降温，必要时输液。

【功　效】　清热解毒，消肿止痛。主治小儿痄腮。

【备　注】　方中六神丸、冰硼散均为中成药。

方八

【配　方】　鸡蛋 1 个，木耳 15 克。

【制用法】　将鸡蛋打破，木耳晒干研末，共调拌匀，每日分 3~4 次喂服。

【功　效】　养血化瘀。主治小儿痄腮之红肿。

方九

【配　方】　活地龙（即蚯蚓）2~3 条，白糖适量。

【制用法】　清水洗净地龙，整条放入杯中（不要弄断），撒上白糖，片刻即有渗出液，将此液用棉签涂布在患腮腺炎的红肿处，范围略大些。每日涂 2~3 次。2~3 日即可好转。

【功　效】　清热活络。主治小儿痄腮。

婴幼儿哮痰证

婴幼儿哮痰证主要临床表现为初起咳嗽，紧接气喘如牛，上气不接下气，天气好时又恢复正常。中医治疗以润肺止咳为主。

方一

【配　方】　昙花，冰糖或蜂蜜。

【制用法】　昙花用开水煮，加冰糖或蜂蜜当饮料喝，2 个月内就可正常。

【功　效】　清热润肺。主治婴幼儿哮痰证。

方二

【配　方】　大蒜 500 克，蛋黄 4 个，钙粉 20 克。

【制用法】　大蒜切细，放入平底锅，加少许水，边煮边搅动，待 2 小时后呈泥状，再加入蛋黄，用弱火煮，再加入钙粉，捏成丸，每日吃 1 颗。

【功　效】　排毒杀菌。主治婴幼儿哮痰证。

【备　注】　大蒜能增进食欲，使新陈代谢转好，血行畅通。

方三

【配　方】　生芡实 10 克，清半夏、茯苓各 4 克，黑芝麻 3 克，柏子仁、生杭菊、陈皮各 2 克。

【制用法】　水煎服，每日 1 剂，分 3 次服。

【功　效】　燥湿化痰。主治婴幼儿哮痰证。

小儿疳积

小儿疳积是儿科常见病，病因起于母乳不足、长期饮食不调、用药过多。主要症状为面色萎黄、形体略瘦、烦躁易怒、好哭；时有低热，日轻暮重；口渴欲饮，但饮之不多；胃纳欠佳，偏嗜香甜；大便干稀不调；舌苔白腻等。中医学认为，此病与母乳不足、饮食不调或虫积等有关。

方一

【配　方】　炒玉米、炒扁豆各 18 克，神曲、炒莲肉（玄心）、茯苓各 12 克，炒麦芽、炒砂仁、煨肉豆蔻、使君子肉各 9 克，陈皮 6 克。

【制用法】　上药焙干碾碎，过筛为细末，贮瓶备用。用时，取鸡蛋 1 个，顶端开一小口，将蛋清倒出，放药末 1.5~2.1 克于鸡蛋内搅匀，以面包裹煨熟（面干蛋熟）。小儿半岁至 3 岁食蛋每日 1 个，4~6 岁每日 2 个，1 个月为 1 个疗程。

【功　效】　除热解毒，消食化积。主治小儿疳积。

方二

【配　方】　桃仁、杏仁、生山栀各等份，晒干研末，加冰片、樟脑各少许，贮藏备用。

【制用法】 取药末 15~20 克，用鸡蛋清调拌成糊状，干湿适宜，敷于双侧内关穴，然后用纱布包扎，不宜太紧，24 小时后去之。一般 1 次见效，少数患儿 2 次，最多不超过 3 次，每次间隔 2~3 日。

【功　效】 清热泄火。主治疳症初、中期。

方三

【配　方】 生栀子仁 30 粒，桃仁 7 粒，芒硝 9 克，葱头 7 个，飞罗面 1 匙，鸡蛋 1 个（去黄），蜂蜜适量。

【制用法】 将上药研为细末，用蜂蜜、蛋清调匀，备用。用荷叶为托，外敷肚皮上，用纱布固定，每日换药 1 次。

【功　效】 清热，活血，消积。主治小儿疳积，症见头大颈细、面露青筋、腹大便泄等。

方四

【配　方】 芒硝、白飞罗面各 9 克，苦杏仁 6 克，生栀子、大红枣（去核）各 7 粒，真头道酒糟 180 克，葱头 7 个。

【制用法】 共入石臼内，捣烂如泥，备用。用白布 2 幅，约半尺阔，把药放在布上摊开。1 幅贴在肚脐眼上，1 幅贴背后对着肚脐眼处，用带捆好。贴 3 日后，若皮肉上不见青色，则再贴 1 次。

【功　效】 清热，行滞，消积，健脾。主治小儿疳积。

方五

【配　方】 黄芪、茯苓、白术、炙甘草、制厚朴、槟榔、山楂、麦芽、神曲、陈皮、益智仁、木香、砂仁、山药、莪术、使君子、川楝肉、胡黄连、芜荑各 15 克。

【制用法】 麻油熬，黄丹收，加朱砂 3 克搅匀。摊膏备用。贴肚脐上。

【功　效】 益气健脾，消积化食。主治疳病虚中平实、脾胀泄泻及疹后将成疳。

方六

【配　方】 阿魏（炒）、没药（去油）、乳香（去油）、桂心各 6 克，丁香 2 克。

【制用法】 上药共研细末，贮瓶备用。用时取药末 1.5~3 克，填入肚脐中，以纱布包扎。每 2 日换药 1 次，敷至病愈为止。

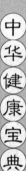

【功　效】 温中化积，活络消胀。主治小儿食积、奶积、虫积。

方七

【配　方】　蝼蛄（活者为佳）1 只，鸡蛋 1 个。

【制用法】　先将鸡蛋敲一小孔（约蚕豆大），将蝼蛄放入蛋内，用纸封固，或用胶布贴封。将鸡蛋煨熟，每日服 1 个，1 次食之。轻者用 3 个，重者间隔 1 周再用 3 个。

【功　效】　清利湿热，利水通便。主治小儿疳积。

小儿疝气

　　小儿疝气指儿童的某一器官经腹壁薄弱区或孔隙，进入人体其他部位的病证。主要表现为腹股沟或脐部出现包块，可分为腹股沟斜疝、脐疝、直疝等多种病症。中医治疗主要以理气止痛为主。

方一

【配　方】　生姜、葱白、大蒜各等份。

【制用法】　上药共捣烂如泥状，备用。贴敷气海穴，外以纱布盖上，胶布固定，并用麸皮炒热后布包，隔药熨之。

【功　效】　散寒止痛。主治小儿疝气。

方二

【配　方】　麝香 1 克，阿魏 9 克，芒硝 6 克，普通膏药 24 克。

【制用法】　将膏药放在小铜勺中溶化，然后将阿魏、芒硝放入烊化拌和，匀摊在 3 寸见方的薄布上，最后将麝香匀撒在药膏上面，备用。将此膏贴敷患处。

【功　效】　治疝止痛。主治小儿疝气。

方三

【配　方】　生香附、木瓜、苏叶、橘红各 10 克。

【制用法】　上药水煎，取汁，备用。用毛巾趁热浸湿药汁后，外敷肿物处，每日 1 次，每次 15~30 分钟，治愈为止。

【功　效】　理气，散寒，止痛。主治小儿疝气。

方四

【配　方】　小茴香、川楝子、橘核、荔枝核、延胡索、吴茱萸各等份，米醋、面粉各适量。

【制用法】　将前 6 味药共研细末，装瓶备用。用时取药末适量，加入面粉少许和匀，以米醋调如膏状，贴敷脐中，外用胶布固定。每日换药 1 次。

【功　效】　散寒，理气，止痛。主治小儿疝气。

方五

【配　方】　母丁香适量。

【制用法】　上药研细末，过 100 目筛，密封备用。取药粉填入脐中（令满），外以敷料盖上，胶布固定。2 日换药 1 次。一般 4~6 次可见效。

【功　效】　理气止痛。主治小儿疝气。

【备　注】　在治疗期间要积极防治易引起腹压增高的各种因素（如咳嗽、便秘、排尿困难等）。同时适当减少活动，注意卧床休息。

小儿遗尿症

小儿遗尿症是指睡中小便自遗，醒后方觉的一种疾病。主要表现除夜间尿床外，还常伴有尿频、尿急、排尿困难等。在临床上，5~10 岁儿童每个月至少 2 次，或者 10 岁以上儿童每个月至少 1 次，即可诊断为遗尿症。中医学认为，此病多因肾气不足，下焦虚寒，闭藏失职；或脾肺气虚，上虚不能制约于下；或湿热蕴结膀胱，气化失司等所致。

方一

【配　方】　丁香、肉桂各等份。

【制用法】　上药共研末，贮瓶备用。用时取药粉 10~20 克，以黄酒（或白酒）调匀后敷于脐部（范围约 5 厘米×5 厘米），外以纱布、三角巾等固定。每日换药 1 次（临睡前敷药）。连用 5~7 日，如不再遗尿，继续巩固治疗 3 日。

【功　效】温肾止遗。主治小儿遗尿症。

方二

【配　方】党参、沙参、白术、生地、覆盆子、桑螵蛸、仙鹤草各 9 克，当归、石菖蒲各 6 克，远志 4.5 克，五味子 3 克，生牡蛎（先煎）30 克。

【制用法】上药水煎 2 次，合并滤液，浓缩至 100 毫升，每日 3 次，每次 20 毫升，7 日为 1 个疗程。

【功　效】益气健脾，补肾固涩。主治小儿遗尿症。

方三

【配　方】芡实（又名鸡头米）20 克，金樱子、菟丝子、车前子各 15 克。

【制用法】水煎。分早晚 2 次服。

【功　效】滋阴益肾。主治小儿肾气虚弱遗尿。

方四

【配　方】麝香 3 克，蟾酥、桂枝、麻黄、雄黄、乳香、没药、皂角刺各 5 克。

【制用法】上药共研细末，贮瓶备用。用时取药粉适量，以酒精调成膏状（为增强黏附力，可加入少许阿拉伯胶）。再取药膏少许（如火柴头大小），置于 2 厘米见方的方块胶布上，贴于所选的穴位上〔主穴：内关（双）、气海、中极、三阴交（双）。配穴：肾俞、膀胱俞、复溜。一般只用主穴，若病情较重，则酌用配穴〕。3~4 日换药 1 次，3 次为 1 个疗程，若未愈，可间隔 3 日再贴敷。

【功　效】调气血，复功能。主治小儿遗尿症。

【备　注】贴后，少数人皮肤发痒，应坚持治疗。若发生皮疹，可用紫药水涂搽患处，待皮疹消失后，再继续贴药。

方五

【配　方】益智仁 20 克，覆盆子、炒山药各 15 克，桑螵蛸 12 克，补骨脂、潞党参、川草薢各 10 克，鸡内金 9 克，炒白术、石菖蒲

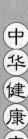

各6克，肉桂5克，生麻黄3克。

【制用法】 上药为9岁以上用量，9岁以下酌减，每日1剂，水煎温服。9岁以上患儿，每日分早晚2次服；9岁以下患儿，每日分3~5次服。晚上服药须在8点钟前，10剂为1个疗程，服药期间不饮茶、少喝水，不可过度疲劳。

【功　效】 补肾益气，缩泉止遗。主治小儿遗尿症。

方六

【配　方】 生姜30克，炮附子20克，补骨脂12克。

【制用法】 生姜捣烂，余药研细和匀，备用。用时取药膏5~10克敷于脐上，外以纱布盖上，胶布固定。每日换药1次，3次为1个疗程。

【功　效】 温肾固涩。主治小儿遗尿症。

方七

【配　方】 阿胶60克，炒牡蛎煅取为粉、鹿茸切酥炙各120克。

【制用法】 上药锉散。每服12克，水70毫升，煎49毫升。空腹服。或研细末，饮调亦好。

【功　效】 补肾纳气，止遗尿。主治小儿遗尿症。

方八

【配　方】 覆盆子、金樱子、菟丝子、五味子、仙茅、山萸肉、补骨脂、桑螵蛸各60克，丁香、肉桂各30克。

【制用法】 上药共研细末，密封备用。用时取药粉，填满脐孔，滴上1~2滴酒精或白酒后，再贴上烘热的暖脐膏，再用薄层的棉花纱布覆盖好。每3日换药1次。部分患儿可同时口服此药粉，每日早晚各1次，3~10岁，每次口服3~5克，10岁以上每次口服5~6克。用白糖水送服。

【功　效】 补肾缩泉。主治小儿遗尿症。

【备　注】 引自《外治汇要》。暖脐膏不可太热，以免烫伤皮肤。

方九

【配　方】 益智仁、白果各100克，炒山药、乌药各30克，桑螵蛸40克，补骨脂15克。

【制用法】 共研为细末，每次可服10克，每日2次，早晚温开水冲服，幼儿剂量酌减。

【功　效】　补益肾气，温暖下元。主治小儿遗尿症。

方十
【配　方】　乌龟1只，葱、姜、盐、酱油各适量。
【制用法】　乌龟宰杀去内脏，洗净切块（龟甲壳可整用），加盐、葱、姜及酱油，将龟肉、甲壳同放盆内盖好盖，清蒸至熟。菜吃完为止，可隔几日吃1次。
【功　效】　滋阴补血，理虚止遗。主治小儿遗尿症。

方十一
【配　方】　猪尿泡（猪膀胱）1个，槐花、车前子各25克。
【制用法】　加水共煮熟，去药服食。
【功　效】　清热，利尿。主治梦中遗尿，尿频、尿急。

小儿尿频症

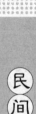

　　小儿尿频症是指排尿次数多但无尿量的一种病症，主要由炎症刺激导致，多见于4~5岁的学龄前儿童。

方一
【配　方】　鲜白茅根30克，生地10克，木通6克，生甘草、竹叶各3克。
【制用法】　将上药加入适量清水浸渍30分钟，煮沸后再煎20分钟，每日1剂，2次分服或代茶频饮。
【功　效】　清热利尿。主治小儿尿频症。

方二
【配　方】　生木瓜（大者1个）。
【制用法】　将上药切片，泡酒1周。用时，每次用药9克，水煎，每日1剂，煎服2次。
【功　效】　利水消肿。主治小儿尿频症。

婴幼儿腹泻

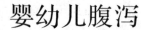

　　婴幼儿腹泻是一种婴幼儿常见的消化性疾病，主要由肠道病毒、细菌、肠道外感染等引起，多见于2岁以内的婴幼儿，夏秋两季发病率较高。主要症状为腹泻、大便呈水样或蛋花汤样或带脓血、饮食减少、神疲倦怠、面色萎黄、舌苔薄白等。

方一

【配　方】　党参、山楂、神曲、车前子、金银花、莲子各6克，黄连、干姜、黄芩各3克，生扁豆12克。

【制用法】　上药水煎2次，混合煎汁浓缩成100毫升。1岁以内每次服5~10毫升，1岁以上每次服10~15毫升，每日4~6次，根据病情轻重可增减剂量。1周为1个疗程，可观察2个疗程。

【功　效】　调和肠胃，健脾止泻。主治小儿迁延性和慢性腹泻。

方二

【配　方】　藿香、白芍、木瓜、茯苓、薏米、乌梅、凤尾草、地锦草各10克，陈皮5克，厚朴、苍术各4克，半夏、甘草各3克。

【制用法】　水煎服，亦可制成糖浆。以上剂量，适用于1~3岁患儿。

【功　效】　调理脾胃，止泻止痛。主治小儿夏秋腹泻。

方三

【配　方】　车前子、丁香各1克，肉桂2克。

【制用法】　上药各研细末，和匀，备用。用时取2克置脐中，然后以加热之纸膏药盖贴于上。每隔2日换药1次。

【功　效】　温中止泻。主治小儿腹泻。

方四

【配　方】　白术、云苓各200克，泽泻、猪苓各150克，车前子100克，木瓜50克。

【制用法】　以上诸药，按质分炒，共研细末，瓶装备用，开水泡服。用量：1 岁以内每次服 10 克，每日 2 次；1～3 岁，每次服 15 克，每日 2 次；4～7 岁，每次服 15～20 克，每日 3 次。

【功　效】　健脾渗湿，分清止泻。主治小儿腹泻。

方五

【配　方】　吴茱萸、肉桂、黄连、木香各 3 克，苍术 5 克。

【制用法】　上药共研细末，与适量葱白捣如泥状，摊成药饼状，备用。上药分 2 次敷于神阙穴上，外用止痛膏覆盖固定。24 小时换药 1 次。同时配用西药止泻 4 味药（小儿新诺明，多酶片，复方地方诺脂，硝酸秘），按体重给药。

【功　效】　温中燥湿，消炎理气。主治小儿腹泻。

【加　减】　脾胃虚寒者，去黄连。

方六

【配　方】　丁香 30 克，车前（炒）20 克，荜茇 10 克，白胡椒、肉桂、吴茱萸各 5 克。

【制用法】　诸药共研细末，装瓶备用。用时取药末 0.1～0.3 克，置于脐窝内，并以胶布固定，1～2 日换药 1 次。

【功　效】　温中止泻。主治小儿腹泻。

方七

【配　方】　苏梗、藿梗、煨木香、焦白术、茯苓、扁豆衣、炒藕节、炒竹茹各 10 克，煨葛根、陈皮各 5 克，白蔻仁 3 克。

【制用法】　水煎服，每日 1 剂，分 3～4 次服。口服困难者可保留灌肠或直肠点滴。

【功　效】　理气，健脾，止泻。主治小儿腹泻。

小儿便秘

　　小儿便秘是指粪便在肠内停留过久，变得干燥而坚硬，难于排出的症状，主要表现为每周大便次数少于 2 次，或很多天 1 次大便。中医学认为，小儿便秘多由小儿素体虚弱、乳食内伤、燥热内结、气虚传送无力所致。

方一

【配　方】　忍冬藤、生大黄各8克，甘草6克。

【制用法】　将上药加冷水150毫升，煎至100毫升。1次喂服50毫升。若未见排便，再服另50毫升。

【功　效】　清热解毒，泻下攻积。主治小儿便秘。

方二

【配　方】　蒲公英30~60克。

【制用法】　将上药水煎3次后合并药液，浓缩至50~80毫升，每日1剂，顿服。年龄小、服药困难者，可分2~3次服。药煎好后，可加适量白糖或蜂蜜调味。视病情确定用药时间。

【功　效】　清热解毒。主治小儿便秘。

小儿睾丸鞘膜积液

鞘膜积液是指睾丸固有鞘膜两层之间积有过多的液体，属中医"水疝"范畴。中医学认为，小儿睾丸鞘膜积液主要与先天不足、气化失常、水湿下注或湿热下注等有关。

方一

【配　方】　母丁香100克。

【制用法】　将上药共研为极细末，装入瓶内密闭备用。用时，取药末2克（先将肚脐周围洗干净、擦干）放入患者肚脐中，然后盖上无菌敷料，用胶布呈十字固定。每隔2日换药1次。10次为1个疗程。

【功　效】　暖肾壮阳。主治小儿睾丸鞘膜积液。

方二

【配　方】　肉桂、冰片各等份。

【制用法】 上药共研细末，备用。用黑膏药（由香油、黄丹熬成）1张，取上药粉适量撒于药膏上，贴于患处，若膏药破裂可重盖1张，1周换药1次，以治愈为度。

【功　效】 止痛消液。主治小儿睾丸鞘膜积液。

方三
【配　方】 干荔枝（带核）30克，小茴香20克。

【制用法】 上2味以文火略炒，共研细末。分3次，每晚临睡前用热黄酒调服1次。

【功　效】 消结化滞。主治小儿睾丸鞘膜积液。

方四
【配　方】 桃仁、川牛膝、地龙、荆芥穗、甘草各3克，红花1.5克，益母草、茯苓各6克，车前子、泽泻各5克，麻黄0.9克。方中药量为2~3岁量。

【制用法】 水煎服，每日1剂。

【功　效】 消肿利尿。主治小儿睾丸鞘膜积液。

【加　减】 气虚者，去荆芥穗，加黄芪；脾肾阳虚者，加肉桂、白术；阴虚者，加北沙参。

方五
【配　方】 牡蛎30克（先煎）、党参、泽泻、生黄芪、法半夏、白术各10克，鸡内金、谷芽、麦芽各8克，陈皮、生甘草各5克。

【制用法】 将上药水煎3次后合并药液，分2~3次口服，每日1剂。10剂为1个疗程。间隔2~3日，再进行下1个疗程。

【功　效】 健脾利水。主治小儿睾丸鞘膜积液。

方六
【配　方】 万应膏500克，白胡椒12克，肉桂24克。

【制用法】 将后2味研细末，调入万应膏内搅匀，摊布上，备用。贴积液处。

【功　效】 止痛消液。主治小儿睾丸鞘膜积液。

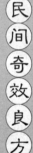

婴儿湿疹

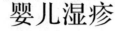

　　婴儿湿疹是幼儿最常见的皮肤病之一，主要表现为患病部位皮肤发红、疹出。多见于婴儿的头面部，也可延及颈、肩、躯干等部位。中医称其为"奶癣"或"胎敛疮"。

方一

【配　方】　半边莲、乌桕、白英各 15 克，金银花 6 克，红枣 7 枚。

【制用法】　上药加水 600 毫升，煎取 200 毫升，以药汁代水。婴幼儿可以把药汁放入奶瓶中令婴幼儿吮吸，分 3~4 次服完。5~10 剂为 1 个疗程。服药期间，哺乳母亲忌食鱼腥等发物。

【功　效】　清热解毒，祛风利湿。主治婴儿湿疹。

【加　减】　大便烂者，加葛根 6 克。

方二

【配　方】　新鲜白菜、卷心菜、胡萝卜各适量，蜂蜜、盐各少许。

【制用法】　①将上述菜洗净切碎倒入煮开的水中，15 分钟即熟，取出捣成泥，加盐食用。②将菜洗净切碎，按 2 碗菜 1 碗水的比例，先煮开水后加菜，煮 5 分钟即可食用。饮汤时可加适量蜂蜜。

【功　效】　祛湿，止痒。主治婴儿湿疹。

方三

【配　方】　大或小飞扬 30~50 克。

【制用法】　加水适量，煎后洗患处，每日 1~2 次。

【功　效】　清热祛湿，止痒。主治婴儿湿疹。

方四

【配　方】　白鲜皮、孩儿茶、五倍子、乌梅、苦楝皮各 30 克，苦参、黄柏、紫草茸各 9 克，枯矾 6 克。

【制用法】　将上药加水 3 碗，文火煎或浓汁外洗，每日 1 剂，每剂洗 2~3 次。

【功　效】　清热燥湿，祛风解毒。主治小儿湿疹。

方五

【配　方】　丹参、茵陈、败酱草各30克，苦参25克，黄柏、通草各15克。

【制用法】　将上药水煎3次后合并药液（约200毫升），取其中100毫升分3次口服，余液外洗患部，每日2~3次，每日1剂。

【功　效】　凉血消痈。主治小儿湿疹。

方六

【配　方】　苍耳子、蛇床子、地肤子、苍术、白鲜皮、生大黄、黄柏、知母、蒲公英、苦参、野菊花、百部、生甘草各100克。

【制用法】　水煎，外洗患处，每日3次。

【功　效】　散寒祛湿。主治小儿湿疹。

方七

【配　方】　川黄连、硫黄、大枫子仁、青黛各10克，生杏仁5克，樟脑3克。

【制用法】　将上药共研为极细末，加入蜂蜜适量搅拌均匀，装瓶备用。用时涂抹患处，每日3~4次，以皮损痊愈为止。

【功　效】　祛火去湿气。主治小儿湿疹。

【备　注】　用药期间，应注意局部卫生，不能用碱性水液洗患处。哺乳母亲禁食鱼虾及刺激性食物。

小儿化脓性扁桃体炎

　　小儿化脓性扁桃体炎是一种因细菌感染引起的腭扁桃体炎症，主要表现为一侧或双侧扁桃体红肿、疼痛，发热，吞咽困难。中医学称本病为"乳蛾"或"喉蛾"。

方一

【配　方】　肝黛（包）3克，鱼腥草15克，藿香、玄参、寒水石、连翘各9克，合并急性颌下淋巴结炎加乳香6克。

【制用法】　将上药水煎，每日1剂，分2次服。

【功　效】　消炎，抗病毒。主治小儿化脓性扁桃体炎。

方二

【配　方】　生石膏25克（先煎），玄参、板蓝根各10克，射干、生甘草各6克。

【制用法】　将上药水煎3次后合并药液，分3~4次口服，每日1剂。

【功　效】　清热泄火。主治小儿化脓性扁桃体炎。

小儿麻疹

小儿麻疹是由小儿麻疹病毒引起的一种急性传染病。多发生于冬末春初，多见于学龄前儿童，成人亦有发生。主要症状为发热、咳嗽、红色皮疹。中医学认为，此病多由内蕴热毒，外感风邪疹毒所致。

【配　方】　荸荠，绣球花叶。

【制用法】　2味共绞汁或水煎服。7个月至1岁，每次用荸荠3~5粒，绣球花叶3~5叶；1~2岁，用7粒，7叶；2~4岁，用9粒，9叶；4岁以上用11粒，11叶。以上均为每日服2~3次。

【功　效】　清肺热，泻毒火。用于预防麻疹并发支气管炎、肺炎。

小儿汗证

小儿汗证又称"小儿盗汗""自汗"，是指小儿在正常环境下出汗过多的一种病证，多见于5岁以下学龄前儿童。有些小儿即使在凉爽的夜晚，仍出汗不已，面色灰滞，没有光彩，食欲减退，烦躁不宁。中医学认为，此病多由肺卫不固、营卫失调、气阴亏虚等所致，治疗应以补中益气为主。

方一

【配　方】小麦仁 60 克，糯米 30 克，大枣 15 枚，白糖少许。

【制用法】前 3 味共煮成粥，吃时加糖调味，每日 2 次，可分次吃完。

【功　效】强健脾胃，敛汗宁神。主治病后脾虚、盗汗、自汗。

方二

【配　方】浮小麦、黑豆各 20 克。

【制用法】水煎。每日分 2 次服用。

【功　效】除虚热，止盗汗。主治小儿盗汗、自汗。

方三

【配　方】生黄芪 30 克，黑豆 90 克，白术 10 克。

【制用法】洗净加清水 500 毫升，煎至 250 毫升，加食盐少许，饮汁食豆。

【功　效】固表止汗，补气和中。主治入睡后盗汗。

方四

【配　方】猪肾（猪腰）1 对，胡萝卜 60 克。

【制用法】猪肾去网膜，切成腰花，胡萝卜洗净，切片，按常法加调料炒熟吃。

【功　效】滋阴，敛汗。主治小儿盗汗、自汗、倦怠乏力、烦热口渴、睡眠不安。

方五

【配　方】猪肚半个，糯米适量。

【制用法】将糯米用猪肚包严，用线缝紧，放锅内煮烂，吃猪肚饮汤；糯米晒干研成细粉，空腹时用糯米汤送服。

【功　效】补虚，和胃，敛汗。主治小儿盗汗、自汗。

方六

【配　方】泥鳅 90~120 克。

【制用法】用热水洗净泥鳅身上的黏液，开膛去内脏，用适量油煎至黄焦色，加水一碗半，煮至半碗，加盐调味。吃肉饮汤，每日 1

次，连服 3 天。

【功　效】　补中益气。主治小儿盗汗、劳倦乏力、小便不利。

【备　注】　上方对小儿缺钙、营养不良、佝偻病、自主神经功能紊乱等原因引起的盗汗效果较好，而对结核病、大脑发育不全引起的盗汗无效。

小儿流涎症

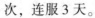

　　小儿流涎症是指小儿唾液腺分泌过多导致唾液从口角流出的一种现象，可伴有发热、口角湿疹。其一般可分为生理性流涎和病理性流涎两种。中医学认为，此病多由脾胃积热或脾胃虚寒所致。

方一

【配　方】　吴茱萸、盐附片各 5 克，面粉 10 克。

【制用法】　将前 2 味研细末，入面粉拌匀，用半水半醋调成干糊状，备用。取上药贴两足心（涌泉穴）上，用纱布扎紧，晚贴晨除之。

【功　效】　温补降热。主治小儿流涎症。

方二

【配　方】　吴茱萸子 3 份，天南星 1 份。

【制用法】　上药共研细末，贮瓶备用。用时取药粉 15 克，用陈米醋调成枯厚糊状饼，敷贴涌泉穴（男左女右），外用纱布扎紧，每次敷贴 12 小时，一般 3~4 次即可。

【功　效】　散寒化痰，导热下降。主治小儿流涎症。

方三

【配　方】　桑螵蛸 30 克，石菖蒲、远志、五味子、人参（煎汤）、当归、五倍子、茯苓各 9 克，山茱萸 12 克，龟板 15 克。

【制用法】　上药共为细末，每服 6 克，下人参汤（无人参可用党参 3 倍量）。亦可煎服。

【功　效】　健脾安神，收涩止涎。主治小儿流涎症。

方四
【配　方】　桑白皮 10~20 克。

【制用法】　将上药加水 100 毫升，煎至 60 毫升，分 2~3 次口服，每日 1
剂。5 剂为 1 个疗程。

【功　效】　清降肺热。主治小儿流涎症。

方五
【配　方】　白术、益智仁各 15 克，红枣 20 克。

【制用法】　将白术、益智仁、红枣用水煎服，每日服用 1 剂，可分为 3 次
服用。

【功　效】　健脾，益气，固涩。主治小儿流涎症。

方六
【配　方】　鸡内金、生黄芪各 10 克，益智仁、白术各 8 克。

【制用法】　将上药水煎，每日 1 剂，分 3 次口服。4 剂为 1 个疗程。

【功　效】　益卫固表。主治小儿流涎症。

小儿脂溢性皮炎

小儿脂溢性皮炎多见于出生后 3 个月内的肥胖宝宝，一般发于头皮和
面部，是由于小儿皮脂腺分泌旺盛，皮脂堆积过多而导致的一种慢性皮肤
炎症。主要表现为皮肤潮红，覆有鳞屑，甚或黄浆液痂。西医学认为，此
病与遗传、精神刺激等因素有关。中医学认为，此病主要由湿热内蕴所致。

方一
【配　方】　生大黄、川黄连各 100 克，白鲜皮 80 克，冰片 30 克，食醋
500 毫升。

【制用法】　将生大黄、川黄连、白鲜皮共研为极细末，再加入冰片、食

醋，密封浸泡 10 日，待变成深棕色后即可应用。用时，每次用上药液涂搽患处，每日 3~4 次，直至痊愈为止。

【功　效】　攻积滞，清湿热。主治小儿脂溢性皮炎。

方二

【配　方】　生地、生山楂、虎杖各 15 克，玄参、川石斛、寒水石、桑白皮各 12 克，生石膏、白花蛇舌草各 30 克，黄芩 9 克，生甘草 13 克。

【制用法】　先将上药用水浸泡 30 分钟，再煎煮 30 分钟，每剂煎 2 次，将 2 次煎出的药液混合，每日 1 剂，分 2 次服。2 周为 1 个疗程，根据病情可连续服用 3~4 个疗程。

【功　效】　养阴，除湿，清热。主治小儿脂溢性皮炎。

方三

【配　方】　白芍、山楂、白花蛇舌草、生石膏各 30 克，柴胡、黄芩、枳实各 10 克，大黄、生甘草各 6 克。

【制用法】　每日 1 剂，水煎 2 次，分 2~3 次服。

【功　效】　清热解毒，通腑泄火，消瘀导滞。主治小儿脂溢性皮炎，肝胃风火证。

方四

【配　方】　猪胆 1 个。

【制用法】　将猪胆汁倒在盛有半盆温水的盆中，搅拌后洗头（或洗患病之处），把油纸状鳞屑清除干净，再用清水清洗 1 次，每日 1 次。

【功　效】　泄内热，通血脉。主治小儿脂溢性皮炎。

小儿痱子

　　痱子是一种炎症性皮肤病，因为小儿皮肤比较敏感，新陈代谢旺盛，汗腺分泌旺盛，当汗液排泄受阻，就会停于皮肤表面而产生红色丘疹。中医学根据病因，将其分为湿热壅盛证和暑湿内蕴证。

方一

【配　方】　花椒30克。

【制用法】　将花椒加水3000毫升，煎煮，待温后洗患处。

【功　效】　杀虫止痒。主治小儿痱子。

方二

【配　方】　枸杞梗带叶适量。

【制用法】　将枸杞梗及叶洗净，放入盆内加水煮1小时，晾晒。冲洗生有
痱子的部位，每日2次。

【功　效】　清血热，止痛痒。主治小儿痱子。

方三

【配　方】　败酱草、生大黄、苦参各20克，川黄连、薄荷、雄黄各10克。

【制用法】　将上药浸于75%酒精350毫升中，浸泡1周后弃渣留液，密闭
备用。用时，取消毒棉蘸药汁涂搽患处，每日3~4次。

【功　效】　清热解毒。主治小儿痱子。

【备　注】　用本药涂搽颜面时，须防止药液流入眼内。

方四

【配　方】　鲜马齿苋150克。

【制用法】　将马齿苋切碎，加水200克，煎15分钟，弃渣取汁，凉后外
涂，每日5~6次。

【功　效】　清热解毒。主治小儿痱子。

方五

【配　方】　十滴水或藿香正气水。

【制用法】　先用温水洗干净患部，擦干水后，用十滴水或藿香正气水轻
轻反复涂搽患处。每日1~2次。

【功　效】　解表祛暑。主治小儿痱子。

民间奇效良方

小儿癫痫

小儿癫痫多见于 1 岁以下儿童，是一种由脑功能紊乱引起的反复发作的神经系统综合征。主要表现为发作性的意识丧失，伴有肌痉挛，感觉、情感及行为异常。引发小儿癫痫的病因很多，如遗传、中毒、外伤等。

方一

【配　方】　浮小麦 20 克，丹参、白芍、钩藤、天麻各 15 克，防风 8 克，大枣 9 枚，蝉蜕、生甘草各 4 克。

【制用法】　将上药水煎，分 2~3 次口服，每日 1 剂。10 剂为 1 个疗程。

【功　效】　养心安神。主治小儿癫痫。

方二

【配　方】　钩藤 8 克，天竹黄、白芍各 5 克，大青叶、甘草各 6 克，连翘心、僵虫各 4 克，全蝎 2 克，石膏 3 克。此剂量适于 1~3 岁小孩，按年龄大小加减。

【制用法】　将上药水煎，每日 1 剂，分 2 次服。

【功　效】　镇静，抗惊厥。主治小儿癫痫。

【加　减】　发作频繁者，加天麻、蜈蚣；呕逆痰多者，加法半夏、竹沥；弄舌者，用朱砂点舌；大便秘结者，加大黄；腹泻者，加神曲；小便黄短者，加地龙、滑石；口渴者，加麦冬、知母；高热不退者，用生石膏磨汁调入药液内。在发作时应配合针灸取穴：人中、印堂、间使、合谷、太冲，针后昏迷仍不醒者，隔姜灸人中、印堂。

【备　注】　朱砂有毒，不宜大量服用或少量久服。

妇科疾病

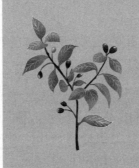

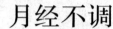

月经不调

月经不调指月经周期提前或延后七天以上，出血量增多或减少的病证。中医学认为，月经不调多因外感六淫、气血失调、体寒、内伤七情、肝气郁滞或肾气虚衰等所致。

方一

【配　方】　藏红花 100 克，白酒 250 毫升。

【制用法】　藏红花入白酒，然后密封 10 日，药成。每次饮 1 小杯，每日分 2 次服用。

【功　效】　活血化瘀，散郁开结。主治血瘀所致的月经量少。

方二

【配　方】　生地、熟地各 20 克，枸杞、白芍、玄参各 15 克，丹参 10 克。

【制用法】　水煎服，每日 1 剂，分 2~3 次服。1 个月为 1 个疗程，一般 1~3 个疗程可愈。

【功　效】　养阴调经。主治阴虚型月经不调。

方三

【配　方】　槐花、生地、地骨皮各 30 克，粳米 60 克。

【制用法】　将前 3 味加水煎汤、去渣，再入洗净的粳米，煮粥服食。每日 1 剂，连服 3~5 日。

【功　效】　养阴清热，凉血止血。主治血瘀所致的月经量多，症见经色深红或紫红、黏稠有块、腰腹胀痛、心烦口渴、尿黄等。

方四

【配　方】　当归 20 克，黄芪 25 克，山药、鸡肉各 50 克，调料少许。

【制用法】　将鸡肉切成细块，山药切为片，当归、黄芪包进药袋内，共置砂锅内，加水炖 1 小时，拣出药袋，调味食用，每日 1 剂。

【功　效】　补脾益气，摄血。主治气虚所致的月经先期。

方五

【配　方】　鲜益母草 200 克，党参、当归、制香附、丹参、熟地、白术、五灵脂（炒）、生地各 100 克，陈皮、青皮、乌药、柴胡、丹皮、地骨皮、川芎、酒芍药、半夏、麦冬、黄芩、杜仲、续断、延胡索、红花、川楝子、苍术各 50 克，没药、远志肉、炒枳壳、吴茱萸、黄连、厚朴、茴香、木通、木香、官桂、甘草各 25 克，炮姜 15 克，雄乌鸡骨 1 副（用刀破腹去毛杂或用全副骨亦可）。

【制用法】　麻油熬、黄丹收、牛胶各 100 克蒸化搅匀。贴脐下（气海、关元穴）。

【功　效】　调和气血，疏肝解郁，温经散寒，活血调经。主治月经不调。

方六

【配　方】　核桃仁 100 克，月季花、红糖各 60 克，甜酒 230 毫升左右。

【制用法】　将捣碎的核桃仁与月季花共置砂锅，加水煎 2 次，取汁再放砂锅内加红糖煮，待红糖溶化后兑入甜酒即可，每日 1 剂，分 2 次服，并于月经来潮前连服 3 日。

【功　效】　补肝肾，调经血。主治冲任不调所致的月经先后不定期。

方七

【配　方】　牡丹花 2 朵，鸡蛋 5 个，牛奶 250 克，面粉 200 克，白糖 150 克，小苏打少许。

【制用法】　牡丹花洗净，将花瓣摘下切成丝。鸡蛋去壳打花，同牛奶、白糖、小苏打混拌在一起，搅匀。倒一半在开了锅的湿屉布上，摊平，上面撒匀牡丹花丝，然后再倒入余下的一半混合料，摊平，盖好盖蒸 20 分钟，取出，扣在案板上，上面再撒牡丹花丝即成。食之。

【功　效】　益气养血，清三焦虚火，调经活血止痛。主治各种虚弱、月经不调、行经腹痛。

【备　注】　血虚有寒者、孕妇及月经过多者忌食。据分析，牡丹花瓣内所含的黄芪甙性平，味微苦，无毒，有调经活血之功。

方八

【配　方】 鲜月季花 15 克，生姜 3 片，红糖适量。

【制用法】 先将生姜片水煎 10~15 分钟，再入月季花煎 2~3 分钟，去渣，调入红糖即成。每日 1 剂，于月经来潮前连服 7 日。

【功　效】 活血补血，破瘀散寒，调经。主治血瘀型月经后期，症见小腹胀痛拒按、经色暗而有块（块下则痛胀减轻）、精神抑郁等。

方九

【配　方】 党参 15 克，白术、甘草、茯苓、酸枣仁、龙眼肉各 10 克，黄芪、仙鹤草各 30 克，熟地黄、血见愁各 20 克。

【制用法】 水煎服，每日 1 剂，分 2 次服。病情好转后改隔日 1 剂。

【功　效】 补益心脾，益气止血。主治妇女月经超前、量多或淋漓不尽。

方十

【配　方】 鲜生地 50 克，鲜藕节、赤小豆各 100 克，红糖 30 克。

【制用法】 将生地、藕节洗净，加水煎取浓汁，兑至煮熟的赤小豆汤内，再煮一二沸，调入红糖即可服食。每日 1 剂，3 次分服，于月经来潮前 5 日开始服用。

【功　效】 清热利湿，凉血止血。主治血热所致的月经先期，症见月经色红量多、无血块、腹不痛、头晕、手心发热、面红口渴等。

方十一

【配　方】 老鸽 1 只，赤小豆 200 克，黄精 50 克，陈皮 1 片，调料适量。

【制用法】 将老鸽宰杀，去毛及内脏，洗净切块，将赤小豆、黄精洗净，共置砂锅内，加入陈皮及清水适量，大火烧沸，改用文火炖 1 小时，调味服食。每日 1 剂。

【功　效】 补气健脾，养血调经。主治气血虚弱所致的月经量少，症见面色㿠白、口唇淡白、眩晕心悸，经色淡红而量少、渐至闭经、体倦气短、食欲不振等。

痛　经

痛经指妇女经期或行经前后出现的一系列身体不适状况，主要表现为周期性小腹疼痛，或痛引腰骶，甚则剧痛昏厥。多见于未婚或未孕的年轻妇女。中医学上，此病被称为经行腹痛、经痛等，多由寒凝经脉、气血运行不顺所致。

方一

【配　方】　当归、金铃子各 10 克，川芎、赤芍、大生地、炒五灵脂各 12 克，红藤 30 克，败酱草 20 克，炙乳香、炙没药各 5 克。

【制用法】　先将上药用清水浸泡 30 分钟，再煎煮 30 分钟，每剂煎 2 次。经行腹痛开始每日 1 剂，早晚各服 1 次。

【功　效】　清热消肿，行瘀止痛。主治痛经。

方二

【配　方】　艾叶 9 克，生姜 2 片，红糖 100 克。

【制用法】　共水煎。早晚分服。每次月经前 3~4 日开始服，来经停服。连用 3~4 个月经周期。

【功　效】　补中益气，温经散寒。主治经前腹痛。

方三

【配　方】　制香附、当归各 15 克，玄胡 10 克，肉桂 6 克。

【制用法】　月经来时或来前 1 日每日 1 剂，煎汤，每日 2~3 次分服。亦可研末炼蜜为丸，每粒 10 克，每服 1~2 粒，每日 3 次，连服数日。

【功　效】　调经止痛，补血和血。主治痛经。

【加　减】　经行不畅或量少有瘀血者，加丹参 15 克。

【备　注】　月经时忌食生冷，避免七情刺激。

方四

【配　方】　小茴香、当归各 20 克，枳壳 25 克，小茴香末 10 克。

【制用法】 将小茴香炒焦研细，同当归、积壳水煎，去渣。分2次服，服时另冲入小茴香末。每次月经来潮前连服4~5剂。

【功　效】 调经养血，温经定痛。主治痛经。

方五

【配　方】 山楂100克，葛根浸膏10克，甘草浸膏5克，白芍150克。

【制用法】 上药烘干研粉，再加乳香、没药浸液170毫升，烘干，另加入鸡血藤挥发油4毫升，冰片少许拌匀即成。每取0.2克，用醋或黄酒调成糊状，敷于脐处。月经来潮前2日应用，或初感痛时应用。

【功　效】 行气，活血，止痛。主治痛经。

方六

【配　方】 肉桂3克，三棱、莪术、红花、当归、丹参、五灵脂、延胡各10克，木香6克。

【制用法】 上药制成冲剂，每剂分2小袋装，于经前2日开始服用；每日2次，1次10克冲服，持续至经来3日后停药。连服3个月经周期。

【功　效】 温经化瘀，理气止痛。主治原发性痛经。

倒　经

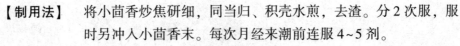

　　倒经又称代偿性月经，指在子宫以外部位（鼻黏膜、胃、肠、肺、乳腺等）发生的出血症状，且与月经规律一致。中医学认为，此病多由血热、冲气上逆、迫血妄行所致。

方一

【配　方】 沙参、茯苓、白芍各20克，粳米100克。

【制用法】 将沙参、茯苓、白芍加水煎汤，去渣。然后将汁兑入粳米粥内，加火煮沸即可。每日1剂，分2次服食，连服10日即可。

【功　效】 清热润肺，敛阴养血。主治肺肾阴虚所致之妇女倒经，症见两颧潮红、潮热咳嗽、咽干,月经先期、量少等。

方二

【配　方】　鲜藕 50 克,鲜侧柏叶 60 克,陈酒适量。

【制用法】　将鲜藕和鲜侧柏叶洗净,捣碎取汁,用陈酒调服。每日 1 剂,分 2 次服。

【功　效】　清热凉血,止血。主治妇女倒经。

方三

【配　方】　红高粱花、红糖各适量。

【制用法】　将高粱花用清水洗净,放入锅中,加水煎汤,取汁,加入适量红糖即可服食。每日 1 剂,分 2 次服。

【功　效】　泄热凉血。主治妇女倒经。

方四

【配　方】　鲜生地、珍珠母(先煎)各 30 克,丹皮炭 12 克,焦山栀、荆芥炭、黄芩各 6 克,牛膝炭 15 克,生甘草 3 克。

【制用法】　将上药水煎,早晚各服 1 次。于周期性鼻衄前服完 5 剂。每日服 1 剂。如无效果,可于下个周期性鼻衄前服 5 剂。

【功　效】　清热凉血。主治倒经。

方五

【配　方】　川楝子 15 克,生地、丹皮各 20 克,粳米 100 克。

【制用法】　将前 3 味水煎取汁,兑入粳米粥内,再煮沸即可服食。每日 1 剂。

【功　效】　平肝清热,凉血散瘀。主治肝经郁热所致的妇女倒经,症见两胁胀痛、口苦咽干、头晕耳鸣、尿黄便结等。

方六

【配　方】　芒硝 50 克,生甘草 10 克。

【制用法】　将上药水煎 1 小时后,过滤去渣,1 次顿服。若未愈可再服 1 剂。

【功　效】　清火止痛。主治妇女倒经。

方七

【配　方】　猪蹄 1 只,黑枣 500 克,白糖 250 克。

【制用法】　将猪蹄洗净斩块,黑枣洗净,与白糖共置锅内,加水炖至熟烂,分数日服完。连服 2~3 剂。

【功　效】　滋阴益气,养血。主治妇女倒经。

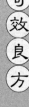

民间奇效良方

闭　经

　　闭经指女子已 18 周岁但尚未来月经初潮，或已行经而又中断达 3 个月以上。病因复杂，西医学认为，子宫内膜损伤、妇科炎症、卵巢综合征等都会引发本病。中医学认为，本病与寒湿瘀血、血虚等有关。

方一

【配　方】　潞党参、甘草、当归、杭白芍、熟地各 30 克，炒白术、白茯苓、鬼箭羽、漏芦、路路通、茺蔚子、醋香附各 10 克，川芎、炮山甲、䗪虫、水蛭各 6 克，全蝎 2 克（研，分 3 次冲服），蜈蚣 1 克，茜草根 15 克。

【制用法】　隔日 1 剂，水煎 3 次；每日分 3 次服。90 剂为 1 个疗程。亦可制丸服。

【功　效】　益气养血，通络行癥。主治功能性闭经。

方二

【配　方】　枸杞子 30 克，女贞子 24 克，红花 10 克。

【制用法】　将以上 3 味药放入茶壶中或其他容器内，沸水冲泡，每日 1 剂。

【功　效】　补肾益肝，活血通经。主治肝肾阴亏型闭经。

方三

【配　方】　桑椹 25 克，红花 5 克，鸡血藤 20 克，黄酒适量。

【制用法】　加黄酒水煎，每日 2 次温服。

【功　效】　补血行血，通滞化瘀。主治闭经。

方四

【配　方】　冬葵子 30 克，黄酒 250 毫升。

【制用法】　将上药加水 50 毫升，空腹时顿服，每日 2 次。

【功　效】　清热凉血。主治闭经。

方五

【配　方】　绿豆 150 克，猪肝 200 克。

【制用法】　将绿豆煮熟后，加入新鲜猪肝（洗净剁碎），煮沸约 5 分钟后食用。分 3 次口服，每日 1 剂，至治愈为止。

【功　效】　补虚，解毒，通经。主治闭经。

方六

【配　方】　桃仁 10 克，墨斗鱼 200 克，油、盐各适量。

【制用法】　墨斗鱼洗净切片，加水与桃仁共煮，以油、盐调味。食鱼饮汤。

【功　效】　滋阴养血，活血祛瘀。主治血滞经闭。

方七

【配　方】　团鱼（鳖）1 只，黄酒适量。

【制用法】　将鲜活肥大的团鱼头砍下，取其血滴入碗内，兑入等量的黄酒搅匀，再用等量的开水冲服。

【功　效】　滋阴养血。主治闭经。

【备　注】　团鱼取备后，洗净，同瘦猪肉炖食，连服数只亦有同等功效。

方八

【配　方】　乌鸡肉 150 克，丝瓜 100 克，鸡内金 15 克。

【制用法】　共煮至烂，服时加盐少许。

【功　效】　健脾消食，养阴补血。主治因体弱血虚引起的闭经、月经量少。

【备　注】　乌鸡，又叫黑脚鸡、药鸡。归肝、肾经，是滋阴清热、补益肝肾、健脾止泻的食疗佳品。

带下病

　　带下病是指带下（多指阴道分泌物）量多，或色、质、气味发生异常的一种疾病。可分白带、黄带、青带、黑带、赤带五种，其中以白带为主。中医学认为，此病与脾虚肾亏、湿热、湿毒、病虫等诸多因素有关。

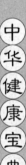

方一

【配　方】胡椒7粒，鸡蛋1个。

【制用法】先将胡椒炒焦，研成末。再将鸡蛋捅一小孔，把胡椒末填入蛋内，用厚纸将孔封固，置于火上煨熟。去壳吃，每日2次。

【功　效】温中散寒，化湿止带。主治寒性白带色清如水、面色苍白、口淡无味。

方二

【配　方】向日葵梗或根、荷叶各12克，红糖适量。

【制用法】以向日葵梗或根与荷叶加水3碗煎至半碗，加红糖当引子。每日2次，饭前空腹服下。

【功　效】温中止带。主治白带过多。

方三

【配　方】白扁豆、红糖、怀山药各适量。

【制用法】白扁豆用米泔水浸后去皮，同另2味共煮，至豆熟为度。每日2次，经常服用收效。

【功　效】健脾祛湿，化带浊。主治带下病。

方四

【配　方】小丝瓜（经霜打的）3指长。

【制用法】置新瓦焙焦黄，研末。每服6克，临睡时开水送服。

【功　效】清热凉血，止带浊。主治年久不愈的赤白带下。

方五

【配　方】荞麦粉500克，鸡蛋10个，甘草末60克。

【制用法】将荞麦粉炒成金黄色，晾凉，鸡蛋清倒入碗内，放入甘草末搅拌，再加入荞麦粉和温水调为小丸，晒干备用。每日早晚各1次，每次30克，以开水送下。

【功　效】健脾祛湿，理中止带。主治白带相兼，伴小便胀满、头晕目眩、食欲不振、面色苍白、身有微热。

方六

【配　方】墨鱼2只，瘦猪肉250克。

【制用法】2味加食盐煮食。每日服用1次，连服5日。

【功　效】补虚损，止带下。主治白带过多。

方七

【配　方】　鱼鳔胶6克，猪前蹄1只。

【制用法】　以清水4碗，砂锅内文火炖烂。食肉饮汤。

【功　效】　行瘀补血。主治带下。

外阴瘙痒症

　　外阴瘙痒多指肛门、阴唇、阴囊这三个部位的瘙痒症状，多由各种炎症分泌物、尿液、物理或化学性刺激或分泌代谢紊乱、精神因素、神经因素引起。中医学认为，此病与湿热蕴结、肝郁生热、外阴不洁、精血亏耗等有关。

方一

【配　方】　蛇床子、白鲜皮、黄柏各50克，荆芥、防风、苦参、龙胆草各15克，薄荷1克（后入）。

【制用法】　将上药水煎，外用熏洗，每日2次。如阴道内瘙痒可熏洗阴道。10~15日为1个疗程，一般1个疗程后即明显好转或治愈。

【功　效】　祛湿止痒。主治外阴瘙痒症。

【加　减】　带下多而黄者，黄柏加倍；有滴虫者，苦参加倍；霉菌感染者，龙胆草加倍。对各种因原发病因素引起的并发症，加用其他药物治疗。

方二

【配　方】　蛇床子、败酱草、白鲜皮、苦参各30克，百部、防风、透骨草、花椒各20克，冰片4克。

【制用法】　将前8味中药水煎，约得药液2000毫升，加入冰片搅拌，趁热熏外阴，待药液稍凉后洗涤患处，每日1剂，早晚各1次。

【功　效】　除湿止痒。主治外阴瘙痒症。

【加　减】　外阴溃烂者，加白矾40克；外阴疼痛者，加白芷15克。

方三

【配　方】　芒硝、苦参、蛇床子、黄柏、川楝各 15 克。

【制用法】　将上药加水 1500 毫升，煎至约 1000 毫升，去渣，倒入盆内，至温热适度，坐浴，浸洗 15~20 分钟，每日 1~2 次。

【功　效】　清热止痒。主治外阴瘙痒症。

方四

【配　方】　大蒜 2 头。

【制用法】　大蒜去皮，捣碎，加水熬汤。每日局部浸洗 2~3 次。

【功　效】　杀菌，消炎，止痒。主治外阴瘙痒症。

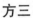

外阴湿疹

　　外阴湿疹是一种由多种内外因素引起的外阴过敏性疾病。主要表现为红斑、丘疹，瘙痒剧烈。中医学将其称为"湿疮"，认为是风湿热、带下注所致。

方一

【配　方】　蒲公英、金银花、土茯苓、萆薢、浮萍各 15~20 克，连翘、苦参、蝉衣、全虫、紫苏叶、川黄连各 10~12 克，生甘草 8~10 克。

【制用法】　将上药头煎、二煎合并药液，分 2~3 次口服。第 3 煎药液趁热熏洗患处，每晚睡前 1 次。3 日为 1 个疗程。

【功　效】　清热毒，利湿浊。主治外阴湿疹。

方二

【配　方】　地锦草、地稔各 100 克，川黄柏、生川军（焙黄）、五倍子各 50 克，雄黄、密陀僧、青黛各 20 克，冰片 8 克，炉甘石、轻粉各 10 克。

【制用法】　将上药共研为极细末，过 120 目筛后装瓶备用。用时取药末，适量加入蜂蜜调成稀糊状，涂擦局部，每日 2~3 次。5 日为 1

中华健康宝典

个疗程。必要时包扎，直至痊愈为止。

【功　效】　清热利湿。主治外阴湿疹。

阴道炎

阴道炎是妇科临床的常见病、多发病，由阴道坏境酸碱度改变或局部黏膜变薄、破损、抗病力降低，被滴虫、霉菌或细菌入侵引起。临床表现为阴道分泌物异常、阴道瘙痒或有灼热感，有时伴有小便疼痛等。其属中医"阴痒""带下"范畴，发病多由肾气不足、下元亏损，或久病体衰、精亏血少、带脉失约、任脉不固、脾虚所致。

方一

【配　方】　新鲜鬼针草全草、蛇泡筋的全草各 60 克。

【制用法】　水煎出味，将药液倒在盆内，趁热熏后坐盆浸洗，边浸边洗净阴道分泌物。

【功　效】　清热解毒。主治霉菌性阴道炎，滴虫性阴道、外阴瘙痒，外阴炎。

【备　注】　治疗期间勿使用其他药，禁房事；内裤需煮沸消毒，勤换勤晒；月经期禁止用药；已婚夫妇同时治疗为好。

方二

【配　方】　苦参、生百部、蛇床子、地肤子、白鲜皮、紫槿皮各 30 克，龙胆草、川黄柏、川花椒、苍术、枯矾各 10 克。

【制用法】　加水 2000~2500 毫升，煎煮 10~15 分钟，先熏后洗，每日 1 剂，早晚各 1 次。10 日为 1 个疗程。也可用核桃大小的消毒棉球缚以长线，饱吸药液，于睡前坐浴后塞入阴道并于次晨取出。

【功　效】　燥湿止痒，清热解毒。主治老年性阴道炎。

方三

【配　方】　母方：柴胡、龙胆草、苦参、黄柏、炒苍耳子（布包）、防风、陈艾叶各 6 克，黄连 3 克，生地、怀山药各 30 克，车前子（布包）、山栀衣、丹皮、当归、炒苍术、寻骨风、土茯苓、木槿皮、白鲜皮各 10 克。子方：硼砂、冰片各 3 克，明矾 20 克，乳香、孩儿茶各 30 克，雄黄、青黛各 5 克，炉甘石 10 克，木槿皮、白鲜皮各 40 克。

【制用法】 母方每日 1 剂，水煎 3 次，分 3 次服，30 剂为 1 个疗程；后每隔 1 个月连服 10 剂，60 剂为 1 个疗程。子方研细粉外用，以 1:500 石碱水或 5% 碳酸氢钠溶液调药粉为稀糊状。先用 1:1000 新洁尔灭棉球清洗阴道后，再以带线棉球或纱布块蘸裹药糊，于晚间临睡前塞入阴道深部，翌晨去除。连用 7 次，隔 3 日再用，如此 21 次为 1 个疗程。后每隔 1 个月再如法连用 7 次，连续 21 次共半年。若本方一时未效，可代之以冰硼散装入空心胶囊，每粒含药 0.2~0.3 克，每次 3 粒，如前法用之。

【功　效】 清热解毒，祛风燥湿。主治霉菌性阴道炎。

方四

【配　方】 鲜桃树叶 30 克，灰藜 25 克。

【制用法】 用水 1000 毫升，将上述 2 味煮沸 20 分钟。待稍温，用此液冲洗阴道。每日 1~2 次，连续 1 周为 1 个疗程。

【功　效】 杀滴虫，止阴痒。主治滴虫性阴道炎。

方五

【配　方】 白花蛇舌草 60 克，紫花地丁 30 克，苦参、黄柏、蛇床子、白鲜皮、明矾各 15 克，花椒 9 克，冰片（烊化）3 克。

【制用法】 上药水煎，过滤去渣取液，倒入盆内，纳入冰片溶化，先熏阴部，待水温适度后坐浴。每次 30 分钟，留药再用，每日 2 次。每剂药用 2 日，5 剂药为 1 个疗程。若阴部有破损，可去花椒。

【功　效】 清热解毒，祛湿止痒。主治阴道炎。

方六

【配　方】 雄黄 1 克，生烟 2 克，明矾少许，鲜猪肝 60 克。

【制用法】 先将前 3 味药共研细末，再将猪肝切成三角形，在肝上用缝衣针扎些小孔，把药粉撒在小孔内。晚上塞入阴道里，早上取出，并用高锰酸钾溶液（1：5000）冲洗阴道。

【功　效】　解毒，燥湿，杀虫。主治阴道炎。

方七

【配　方】　醋酸，大白萝卜。

【制用法】　用醋酸冲洗患处，再用白萝卜榨汁擦洗及填塞阴道。

【功　效】　活血，解毒。主治滴虫性阴道炎。

方八

【配　方】　青萝卜1个。

【制用法】　将青萝卜洗净，捣烂成泥糊，用消过毒的纱布包青萝卜泥2汤匙，做成纱布卷，卷的一端留长线。然后用手将卷送入阴道内，线留在阴道口外，以便拉线取出。在放入前须用高锰酸钾液将阴道内外的分泌物洗净，防止感染。秋天放1小时取出，冬天放4~10小时取出，每日1次。

【功　效】　活血，解毒。主治滴虫性阴道炎。

方九

【配　方】　去皮鸦胆子20个。

【制用法】　将去皮鸦胆子洗净，加水适量，煎熟，取汁，将药汁倒入消毒碗内。用消毒的注射器将药汁注入阴道，每次约30毫升。症状轻者每日1次，症状重者每日2~3次。

【功　效】　杀虫祛湿。主治滴虫性阴道炎。

【备　注】　鸦胆子有毒，内用、外用均需遵医嘱。孕妇和小儿慎用，胃肠出血和肝肾病患者忌用或慎用。

崩　漏

　　崩漏是指在行经期间或非行经期间，阴道大量出血或持续出血的症状。其中大量出血的叫"崩"，淋漓不断的叫"漏"，在发病过程中，二者可相互转换。中医学认为，此病多因血热、气虚、肝肾阴虚、气郁等损及冲任，冲任气虚不摄所致。

方一

【配　方】　灸香附 150 克，当归 45 克，炒五灵脂 30 克。

【制用法】　上药共研成极细末，过 120 目筛。每次服 7.5 克，用醋调，饭前 30 分钟开水送服。每日 3 次。一般服 10 日即大见好转，20日即可治愈，重者经 2~3 个月经周期即可巩固疗效。

【功　效】　理气解郁，调经止痛。主治崩漏诸证。

方二

【配　方】　阿胶、熟地、当归、冬瓜仁各 30 克，红花 20 克。

【制用法】　上药加水 4000 毫升，文火煎至 300 毫升，将药汁倒出；再加水 300 毫升，煎至 250 毫升，倒出药汁；再加水 250 毫升浓煎，将药汁全部倒出。把 3 次药汁混合，每次服 200 毫升，每日服 3 次，饭前服，冬天加温后服，每日 1 剂。

【加　减】　血热者，熟地改生地，加黄芩 12 克；气虚者，加黄芪 30 克；阴虚者，加地骨皮 15 克；暴崩者，加地榆炭及白头翁各 30~60 克；虚寒者，加艾叶 15 克；血鲜红、无瘀块者，当归、红花各减 10 克。

【功　效】　补血止血。主治功能性子宫出血、子宫肌瘤出血等阴道出血。

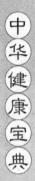

宫颈糜烂

　　宫颈糜烂是一种细菌侵入引发感染所致的慢性子宫颈病变，多于产妇分娩、流产或手术后发生。中医学认为，此病属于"带下病"范畴，因气血亏虚、湿热下注阴部所致。

方一

【配　方】　黄柏、五倍子各 7.5 克，炒蒲黄 3 克，冰片 1.5 克。

【制用法】　上药共研细末，装瓶备用。先用 1% 绵茵陈煎剂冲洗阴道并拭干，再将上药粉撒于子宫口糜烂处，以遮盖糜烂面为度（阴道较松者再放入塞子，保留 24 小时，自行取出）。隔日冲洗喷药 1 次。10 次为 1 个疗程。治疗期间停止性生活。

【功　效】　消炎拔毒，收敛生肌。主治宫颈糜烂。

方二

【配　方】　鲜鱼腥草、麻油各 500 克，蜜蜡 60 克。

【制用法】　麻油煎开，将洗净晾干的鱼腥草放入油内共煎，5 分钟后用纱布过滤去渣，再将蜜蜡放入滤液内，冷却成糊状备用。用 1：5000 的高锰酸钾溶液冲洗净阴道，除去宫颈分泌物后，用消毒带尾的棉球涂上此膏，贴在宫颈糜烂处。每日 1 次，至愈为度。

【功　效】　清热解毒，生肌定痛。主治宫颈糜烂。

【备　注】　又用白矾适量研末，以猪胆汁调成糊状，倒入白布袋内晾干，研细，如上法给药。一般 2~3 次即可。

方三

【配　方】　孩儿茶、苦参、黄柏各 25 克，枯矾 20 克，冰片 5 克。

【制用法】　前 4 味药共研细末，过 200 目筛，后加冰片拌匀，密封保存。用时以香油调成糊状。先用干棉球拭净阴道后，再将带线棉球蘸药膏放在糜烂面上，24 小时后将药棉球取出，每隔 2 日上药 1 次，10 次为 1 个疗程。

【功　效】　清热燥湿，祛腐生肌。主治宫颈糜烂。

方四

【配　方】　新鲜鸡蛋 1 个。

【制用法】　将鸡蛋用消毒水洗净，取蛋清。将阴道用高锰酸钾溶液冲洗干净，将线扎纱布棉球蘸上鸡蛋清后塞入子宫颈口（并将扎棉球之线头留在阴道口以外，以利于棉球取出）。过 5 小时后取出，每日换 1~2 次。月经来潮时停止治疗。

【功　效】　清热解毒，消肿。主治宫颈糜烂并有出血。

方五

【配　方】　猪苦胆 5~10 个（吹干后约 30 克），石榴皮 60 克。

【制用法】　共研成细粉，用适量花生油调成糊状，装瓶备用。用前先以温开水清洗患部，擦干宫颈分泌物，再将有线的棉球蘸药塞入宫颈糜烂处。每日 1 次，连用多次。

【功　效】　解毒，抗菌，杀虫，生肌。主治宫颈糜烂。

民间奇效良方

不孕症

不孕症是指婚后女性在未避孕、有正常性生活的前提下，未曾成功妊娠的病症。病因复杂，根据病因，可分为排卵障碍性不孕、免疫性不孕和不明原因不孕等类别。中医学认为，女性不孕与素体亏虚、宫寒肾虚、肝郁气滞等有关。

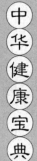

方一

【配　方】　柴胡、香附、王不留行、红花、牛膝各 15 克，桃仁、三棱各 20 克，莪术 30 克。

【制用法】　水煎服，每日 1 剂，分 3 次服。连服 3 个月为 1 个疗程。

【功　效】　疏肝解郁，破血化瘀。主治输卵管阻塞性不孕症。

方二

【配　方】　菟丝子 18 克，杜仲、覆盆子各 15 克，吉林参 6 克，白芍、延胡索各 10 克，鹿角霜 30 克，当归 12 克。

【制用法】　水煎服，每日 1 剂。

【功　效】　补肾益气，滋养冲任。主治妇女不孕症之肾气不充。

方三

【配　方】　鸡血藤 30 克，桃仁、车前各 15 克，当归、木香、艾叶、焦三仙、佛手各 10 克，三棱、莪术、泽泻各 6 克，杜仲 18 克，川续断 12 克。

【制用法】　月经前 3 日开始服药，每日 1 剂，水煎服。

【功　效】　化瘀止痛，补肾调经。主治痛经不孕。

方四

【配　方】　大熟地、全当归、仙灵脾、阳起石各 10 克，白芍、桑葚子、桑寄生、女贞子各 15 克，蛇床子 3 克。

【制用法】　水煎，分 2 次服，隔日 1 剂。月经期间，或遇感冒、腹泻等症时，暂停服。

【功　效】　滋补肝肾，温补冲任。主治女子不孕症。

方五
【配　方】　肉桂5克，艾叶、吴茱萸、白芍、川芎、续断、淫羊藿、蒲黄、益母草、菟丝子各10克，香附、当归、五灵脂各15克。
【制用法】　水煎服，每日1剂，分3次服。服药期夫妻分居3个月。
【功　效】　行气活血，补肾温宫。主治原发性不孕。

方六
【配　方】　紫石英40克，淫羊藿、菟丝子、枸杞子各20克，人参、露蜂房、益母草、王不留行、红花、香附、柴胡、枳壳各10克，川椒2克。
【制用法】　于月经第5日开始，每日1剂，水煎服，连服5~12剂。闭经者采用服2剂，停3日，再服3剂，再停3日的服药方法。
【功　效】　补肾暖宫，行气活血。主治无排卵性不孕症。

方七
【配　方】　紫石英、党参、川断各15克，仙灵脾9~15克，黄芩、徐长卿、菟丝子、当归、白芍、白术、云苓、炙甘草各9克，熟地12克，川椒1.5克，鹿角霜、川芎各6克。
【制用法】　水煎服，每月从月经第7日开始服药，每日服1剂，连服3日停药1日，再服3剂。每月共服6剂，6剂服完后方可交合。
【功　效】　补气养血益肾，补冲任。主治原因不明的不孕症。

方八
【配　方】　生晒参、炙远志各9克，熟地、菟丝子、五味子、炙甘草各15克，山药20克，山萸肉10克。
【制用法】　每日1剂，水煎服。30日为1个疗程。第1个疗程结束后，在月经中期做SIT（精子制动试验）复查，转阴者即停药观察，否则继续进行第2个疗程的治疗。如SIT复查仍未转阴，继续进行第3个疗程的治疗。
【功　效】　补肾填精。主治免疫性不孕（抗精子抗体）症。

方九
【配　方】　鹿鞭（雄鹿的外生殖器）100克，当归、阿胶各25克，枸杞、北芪各15克，生姜3片，嫩母鸡1只（不超过800克）。
【制用法】　将嫩母鸡开膛，去肠及内脏，洗净，将鹿鞭、当归、枸杞、北芪、生姜放在砂锅中，加水适量煮沸后，改用小火炖至鸡烂，再将阿胶下入，待阿胶溶化后调味。食用，连续多次，显效。

【功　效】　补血，壮阳，益气，暖宫。主治妇女血虚体弱、子宫寒冷、久不受孕。

胎位不正

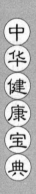

胎位不正指不利于胎儿分娩的不正常胎位，多为暂时性，主要由子宫发育不良、子宫畸形、骨盆狭小、胎儿畸形等因素引起。

方一

【配　方】　当归10克，苏叶8克，黄芩6克。

【制用法】　将上药水煎3次后合并药液，分早晚2次口服，每日1剂，至胎位恢复正常。

【功　效】　养血活血，行气安胎。主治胎位不正。

方二

【配　方】　当归、党参、白术、泽泻各10克，赤芍、川断各12克，菟丝子20克，桑寄生15克，川芎6克。

【制用法】　水煎服，每日1剂，早晚分服。3剂为1个疗程。嘱孕妇服药后平卧1小时，1周后复查，未纠正者再行第2个疗程。

【功　效】　调补气血，固肾安胎。主治胎位不正。

方三

【配　方】　全当归、苏叶、枳实、陈皮各8克，川芎、生甘草各6克。

【制用法】　将上药水煎，每日1剂，连服5日后，停药3日观察疗效，作为1个疗程。

【功　效】　养血安胎。主治胎位不正。

方四

【配　方】　党参15克，黄芪20克，当归、白术、茯苓、炙黄芩各12克，柴胡、升麻、陈皮各9克，炙甘草6克。

【制用法】　水煎服，每日1剂，分2次服，服药前先排尿、排便，晚上服药后睡觉取侧卧位。3~6剂为1个疗程。服完3剂后胎位已矫正者即停药。

【功　效】　补中益气，升阳举陷。主治中气不足、胎位不正。

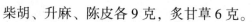

流　产

流产是指妇女怀孕后由于体质虚弱或受跌扑外伤，导致阴道出血，妊娠终止，可分为先兆性流产和习惯性流产两种。多种诱因可致流产，如孕妇内分泌异常、孕妇宫颈功能不全、孕妇过于瘦弱或过于肥胖等。中医称其为胎漏或滑胎。

方一

【配　方】　荸荠6个，豆浆260毫升，白糖适量。

【制用法】　将荸荠洗净，去皮捣碎，与豆浆一同放入锅内，煮沸后加入白糖即可服食，每日1剂。

【功　效】　滋阴清热，养血安胎。主治血热型先兆流产。

方二

【配　方】　玉米嫩衣（即紧贴米粒之嫩皮）。

【制用法】　怀孕后每日以1个玉米嫩衣煎汤。代茶饮，饮到上次流产期则用量加倍，一直服至分娩为止。

【功　效】　固摄安胎。主治习惯性流产。

方三

【配　方】　鲜山药90克，杜仲（或续断）6克，苎麻根15克，糯米80克。

【制用法】　杜仲和苎麻根用纱布包好，糯米洗净，共煮成粥。服用。

【功　效】　补益肝肾，养血安胎。主治习惯性流产或先兆流产。

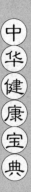

方四

【配　方】　龙眼肉、莲子肉各 30~50 克。

【制用法】　水煎服。每日 1 剂。

【功　效】　益气养血，固肾安胎。主治气血虚弱型先兆流产。

方五

【配　方】　党参 6~20 克，熟地 15~20 克，白术 10~20 克，山药、枸杞子各 10~12 克，炒杜仲 10~15 克，炙甘草 6 克，山萸肉 10 克，扁豆、阿胶各 15 克。

【制用法】　水煎服，每日 1 剂。

【功　效】　补血安胎。主治习惯性流产。

【加　减】　气血两虚证，加当归、桑葚各 12 克，砂仁 5 克；脾肾亏损证，加川断 12~15 克，巴戟 10 克，陈皮 6 克；血热伤胎型，去党参、白术，加白茅根 12 克，紫草、马尾连各 10 克；跌仆伤胎证，出血多者，加侧柏炭、椿根白皮各 10 克；腹痛甚者，加益母草 6 克；腰痛甚者，加菟丝子 15 克，肉苁蓉 10 克。

方六

【配　方】　大枣 15 克，党参、白术各 10 克，黄芪 30 克，糯米 60 克。

【制用法】　将前 4 味加水煎取浓汁，兑入煮熟的糯米粥内，再煮一二沸即成。每日 1 剂，早晚分服。

【功　效】　益气养血，补肾安胎。主治习惯性流产。

方七

【配　方】　炙黄芪、熟地、山萸肉、怀山药、桑寄生各 30 克，川续断 20 克，菟丝子、潞党参、杜仲各 15 克，炒白术、当归、阿胶（烊化冲服）各 10 克，川芎、升麻、荆芥炭各 6 克。

【制用法】　每日 1 剂，水煎 3 次，分 3 次服。5 剂为 1 个疗程。

【功　效】　益气养血，固肾保孕。主治先兆流产。

方八

【配　方】　菟丝子、桑寄生、杜仲、熟地、白芍、党参、山药各 15 克，当归身、山萸肉、阿胶（烊化冲服）各 10 克，旱莲草、苎麻根各 30 克，生甘草 6 克。

【制用法】　每日 1 剂，水煎，分 2 次服。

【功　效】　补肾益气，固摄安胎。主治先兆流产。

方九

【配　方】　熟地、鹿茸、菟丝子、巴戟天各 20 克，人参、枸杞子各 15
　　　　　克，续断、杜仲各 10 克。

【制用法】　每日 1 剂，水煎服。

【功　效】　滋补肝肾，安胎止崩。主治习惯性流产。

方十

【配　方】　老母鸡（4 年以上）1 只，红壳小黄米 250 克。

【制用法】　将鸡宰杀，去毛及内脏，煮汤，用鸡汤煮粥。可连续服用。

【功　效】　益气养血，安胎定志。主治习惯性流产。

【备　注】　据《续名医类案》介绍："龚子才治一妇，每怀孕至三月必
　　　　　坠，不肯服药，以此方数服胎固，至足月而生男。"

催生引产

催生，即临产时，因交骨不开，或身体虚弱、气血不足等导致难产，
而用药物助之。"引产"，即由于某种原因而不宜继续妊娠，而用药物或人
工的方法终止妊娠。

方一

【配　方】　糯米 100 克，禾秆（稻草）300 克。

【制用法】　将糯米淘洗，禾秆洗净，切段，用水 5 碗，煮成 1 碗后服。如
　　　　　放鸡煮效果更好。

【功　效】　补中，益气。主治妇女临产用力过早，无力努下，3~4 日生
　　　　　不出。

方二

【配　方】　乌梅 1 粒，白胡 7 粒，巴豆 3 粒。

【制用法】　上药共研为细末，以白酒适量调匀成膏状，备用。用时取药
　　　　　膏分贴于产妇的两侧三阴交穴上，外以纱布盖上，胶布固定。

产下即去除药物。

【功　效】　催产助产。主治生产困难症。

方三

【配　方】　鲜猪肉 1000 克。

【制用法】　将肉切大块，急火煎汤，去浮油。令产妇尽量饮用。

【功　效】　补肾益气，催生保胎。主治胎涩不下。

产后疾患

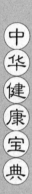

产妇分娩，极易导致元气耗损、气血不足。再加上产后过早操劳，保养不慎，感受外邪，或产后出血过多，身体虚弱；或瘀血内停等而致生种种病症，如产后出汗、产后便秘、产后风、产后心悸、产后臂痛等。

方一

【配　方】　精羊肉 500 克，生山药 100 克，生姜 15 克，牛奶 250 毫升，精盐适量。

【制用法】　先将羊肉洗净切块，与生姜共置锅内，加水清炖 1 小时。取羊肉汤 1 碗放入锅内，加入去皮洗净的山药片，煮烂后再加入牛奶、精盐，煮沸即成。每日 1 剂。

【功　效】　补虚益气，温中暖下。主治产后肢凉、出冷汗等。

方二

【配　方】　蚕豆壳、黄酒各适量。

【制用法】　蚕豆壳炒熟，研细。每次 10 克，黄酒送服。

【功　效】　驱逐风邪。主治产后诸风。

方三

【配　方】　山药 180 克。

【制用法】　洗净煎汤。连服 3 日，每日 2 次。

【功　效】　健脾，益阴，止渴，敛汗。主治产后因虚热引起的大喘大汗，身热劳嗽。

方四

【配　方】　梨汁、人乳各1杯。

【制用法】　将梨切碎榨取汁，同人乳共饮。早晚各1次。

【功　效】　清热降火，解毒利尿。主治产后小便不通。

方五

【配　方】　生白术60克，生地30克，升麻3克。

【制用法】　每日1剂，水煎，分2次服。

【功　效】　健脾益气。主治产后便秘。

方六

【配　方】　乳鸽1只，枸杞30克，盐少许。

【制用法】　将乳鸽宰杀，去毛及肚内杂物，洗净放入锅内，加水，与枸杞共炖，熟时下盐少许。吃肉饮汤，每日2次。

【功　效】　益气，补血，理虚。主治产后体虚及病后气虚之体倦乏力、自汗。

方七

【配　方】　白扁豆30克，莲子、冰糖各50克，大米100克。

【制用法】　按常法煮粥食用。每日1剂，连服7~10日。

【功　效】　健脾益气，养心益肾。主治产后脾胃虚弱所致的食欲不振、消化不良、腹泻、心悸失眠等。

方八

【配　方】　大枣10枚，枸杞子10克，生姜3片，老母鸡1只，料酒、精盐各适量。

【制用法】　将老母鸡宰杀，去毛及内脏，洗净，鸡腹内纳入大枣、枸杞子、生姜片，置于大瓷盆内，加入料酒、精盐，上笼蒸熟食用。

【功　效】　补血祛风，理虚扶羸。主治产后血虚动风、素体虚寒。

方九

【配　方】　活鲫鱼1条（以250克者为佳），黄酒200克。

【制用法】　将鱼切成6厘米见方之块，不去鳞、肠，不用盐，用香油炸焦。将炸鱼干吃后，再饮热黄酒，取微汗。

【功　效】　调胃，下气。主治产后臂痛或抽搐。

子宫脱垂

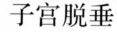

子宫脱垂又名"阴挺"，是指子宫从正常位置沿阴道向下移位，部分甚至全部脱出阴道口之外，多发于产后妇女。中医学认为，此病多因素体气虚，加之产后损耗，或产后操劳过度，或房劳过度，或生育过多，耗损肾气，以致脾肾气虚，中气下陷，进而引起胞脉松弛不固所致。

方一

【配　方】　金樱子肉、黄芪片各 500 克。

【制用法】　水煎 3 次，每次用水 800 毫升，煎 30 分钟，将 3 次煎取的药液混合，去渣，用小火浓缩成膏。每日服 3 次，每次 30～50 克。用温开水送服。

【功　效】　补中益气，固肾提升。主治妇女子宫脱垂。

方二

【配　方】　紫苏叶、小茴香各 75 克，麻油 25 克。

【制用法】　将前 2 味药共研细末，过筛，用麻油拌匀备用。以消毒棉棒蘸敷患处。1 日 2 次。

【功　效】　温肾，散寒，固脱。主治妇女子宫脱垂。

方三

【配　方】　马齿苋 30 克，蒲公英 20 克，黄柏 13 克。

【制用法】　将马齿苋、蒲公英和黄柏洗净后加水煮，然后取汤汁外洗。

【功　效】　清利湿热，解毒。主治合并感染的子宫脱垂。

方四

【配　方】　升麻、黄芪、柴胡、党参各 10 克，枳壳 15 克，麝香 0.3 克。

【制用法】　先将前 5 味药共研细末，以醋调和为膏状，备用。用时嘱患者平卧床上，取麝香 0.1 克纳入脐孔内，再用膏药敷之，外以纱布盖上，胶布固定。每 3 日换药 1 次，10 次为 1 个疗程。

【功　效】　益气疏肝，升提固脱。主治子宫脱垂。

方五

【配　方】　党参、黄芪、白术、升麻各 5 克，陈皮、柴胡各 4.5 克，生姜 3 片，红枣 7 枚，仙鹤草、熟地各 8 克，桑寄生、海螵蛸、金银花各 6 克。

【制用法】　每日 1 剂，水煎服。

【功　效】　补中益气，滋补肝肾。主治子宫脱垂。

方六

【配　方】　鲫鱼 200 克，黄芪 20 克，炒枳壳 8 克。

【制用法】　鲫鱼开膛去杂，洗净，先以水煎黄芪、枳壳，30 分钟后放入鲫鱼再煎煮至鱼熟。饮汤吃鱼。

【功　效】　补气宽中。主治子宫脱垂。

方七

【配　方】　青山羊血 10 余滴。

【制用法】　青山羊之耳尖消毒后取血，兑入少许温开水。1 次服，每日 1 次。

【功　效】　补中益气。主治子宫脱垂。

方八

【配　方】　黄鳝 1 条，酱油、盐、味精各少许。

【制用法】　将黄鳝去内脏，切段，水沸后同调料共煮，待鱼熟后放入味精调味。每日服 1 次。

【功　效】　补气养血。主治体质虚弱伴有子宫脱垂、脱肛。

缺　乳

缺乳指妇女产后乳汁分泌不足或完全没有乳汁，不能满足婴儿的需求。主要表现为乳汁稀薄而少、乳房柔软而不胀痛、面色少华、心悸气短等。中医学认为，此病多由产后气血虚弱，不能生化乳汁，或肝气郁结，气机不畅所致。

方一

【配　方】　荞麦花 50~60 克，鸡蛋 1~2 个。

【制用法】　将荞麦花加水煎煮成浓汁，打入生鸡蛋续煮。吃蛋喝汤，每日 1~2 次。

【功　效】　养血通乳。主治妇女产后缺乳。

方二

【配　方】　黄花菜（水泡发后）250 克，猪肉末 500 克，葱、盐各少许，白面粉适量。

【制用法】　将黄花菜、猪肉末及佐料调成肉馅，再用和好的白面做成馅饼，或烙或油煎。一顿或分数顿食用。

【功　效】　养血通乳。主治产妇奶少、停乳等。

方三

【配　方】　僵蚕 6 克，黑芝麻、红糖各 30 克。

【制用法】　将僵蚕研细，黑芝麻捣碎，加入红糖后拌匀。用时，将药放入茶杯内，倒入沸开水，加盖后待 10 分钟左右，1 次顿服，每日服 1 次，空腹时服。

【功　效】　活血通络。主治产后缺乳。

方四

【配　方】　黑芝麻 250 克，猪蹄汤适量。

【制用法】　将黑芝麻炒后研成细末，每次取 15~20 克，用熬好的猪蹄汤冲服。

【功　效】　补血生乳。主治产后缺乳。

方五

【配　方】　干虾米（大海米）150 克，黄酒适量。

【制用法】　用黄酒将虾米炖烂，然后兑入熬好的猪蹄汤服食。

【功　效】　益气增乳。主治产妇乳少。

方六

【配　方】　猪蹄 2 只，当归、王不留行、通草各 30 克，高莴苣 20 克，味精、盐各少许。

【制用法】　猪蹄洗净，用刀划口。当归、王不留行、通草用纱布包扎好，共放入铝锅中，加盐和水适量，小火炖至熟烂脱骨时，取出纱袋，下莴苣片，吃时加味精。食肉饮汤。

【功　效】　养血增乳，通络催奶。主治妇女产后缺乳。

回　乳

回乳又称"断乳"，是指由于某种原因导致乳母不能进行正常哺乳时，用药物等阻断乳汁分泌的方法，在此过程中，一般伴有乳房胀痛。

方一

【配　方】　生麦芽 120 克。

【制用法】　将上药微火炒黄，置锅内，加水 800 毫升，煎至 400 毫升；再加水以 600~700 毫升，煎至 400 毫升，将 2 次药汁混合为 1 日量，分 3 次温服。

【功　效】　退乳消胀。主治回乳。

方二

【配　方】　莱菔子 30~40 克。

【制用法】　将上药打碎，加水浸泡 30 分钟后，水煎，分 3 次温服。每日 1 剂。

【功　效】　消食回乳。主治回乳。

方三

【配　方】　陈皮、莱菔子、柴胡各 15 克。

【制用法】　将上药水煎，分 2 次服，每日 1 剂。

【功　效】　行气退乳。主治回乳。

乳腺炎

乳腺炎是一种哺乳期妇女常见的急性化脓性疾病，主要表现为乳房肿胀疼痛，局部有块或无块，皮肤色白或红，甚则焮红肿痛，继则腐烂化脓。

属中医的"乳痈"范畴，中医学认为，乳痈多由厥阴气滞、阳明胃热所致，以气血壅滞、乳络不畅、乳汁淤积为其病机。

方一

【配　方】　芒硝适量。

【制用法】　根据患处面积大小，以能敷满患处，厚度约 0.25 厘米为宜。将芒硝用凉水搅拌均匀，敷于患处，外用白布裹之。药干燥时可掸之以凉水，务使经常保持湿润。每日换药 1 次，一般约 3 日可见肿消痛止。

【功　效】　软坚散结。主治乳腺炎。

【备　注】　凡皮肤破溃者禁用。

方二

【配　方】　当归、川芎、益母草、泽兰、苍耳子各 12 克。

【制用法】　水煎，冲黄酒服。

【功　效】　活血，祛瘀，通络。主治乳痈初起，尚未成脓。

中华健康宝典

男科疾病

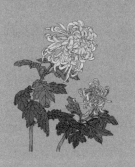

尿频症

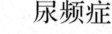

　　尿频是指排尿次数每小时多于 3 次或比正常排尿次数明显增多，并伴有尿急、尿痛的病证。中医学认为，此病多由湿热蕴结膀胱、肾阳虚或肾气不固所引起。

方一

【配　方】　蒲公英、半支莲各 20 克，茯苓、怀山药、木通、泽泻、五味子各 12 克，甘草 10 克。

【制用法】　将上药水煎 3 次后合并药液，分早晚 2 次口服。5 剂为 1 个疗程。

【功　效】　清热解毒。主治尿频症。

【加　减】　气血两虚者，加生黄芪、全当归、何首乌各 20~30 克；腰膝酸软无力者，加川续断、杜仲、狗脊、怀牛膝各 10~15 克。

方二

【配　方】　羊肚（羊胃）1 个。

【制用法】　羊肚盛水令满，用线扎紧两端使不漏水，煮熟，取羊肚内之水。顿服。

【功　效】　补虚收敛。主治肾虚遗尿、尿频。

方三

【配　方】　火麻仁、覆盆子各 15 克，杏仁、生白芍各 9 克，生大黄 6 克，枳壳、厚朴各 5 克，桑螵蛸 12 克。

【制用法】　将上药水煎，分 2 次服，每日 1 剂。

【功　效】　益肾固精。主治尿频症。

中华健康宝典

血　尿

　　血尿是指尿中含有红细胞，是一种常见的泌尿系统症状。根据血尿程度，可分为肉眼血尿和镜下血尿两种。病因复杂，多种泌尿系统疾病皆可引起此病。

方一
【配　　方】　藕节150克，水500毫升。
【制用法】　将藕节反复清洗干净，用文火煮20分钟。代茶饮用。
【功　　效】　化瘀止血。主治肾炎之血尿。

方二
【配　　方】　淡豆豉60克，葱白7根，生姜3片，活鲫鱼1条（200~250克）。
【制用法】　将鱼去鳞及内脏，同豆豉、葱白、姜放碗内加水蒸熟，连鱼带汤服之，每日1~2次，连用2日。
【功　　效】　清热解毒，通阳利水。主治血尿。

方三
【配　　方】　生地龙（即活蚯蚓）40条，生大蓟、白糖各150克。
【制用法】　洗去活蚯蚓身上的泥土，置清水中，加入3~5滴食用植物油，让蚯蚓吐出腹中泥土，如此反复2次，至腹中黑线消失呈现透明状为止。然后将活蚯蚓放置于净缸内，撒上白糖，不久蚯蚓即化成糖汁。另取生大蓟煎水，煮沸5~10分钟，趁沸时冲入活蚯蚓化成的糖汁即成。凡血尿患者，不分性别、年龄，均可服之。宜空腹趁热尽其而饮服。本方为1剂量。早中晚各服1次。
【功　　效】　清热通络。主治血尿。

民间奇效良方

睾丸痛

　　睾丸痛是男科常见病之一，分为急性和慢性两种。中医学认为，睾丸痛与肝经有关，治疗应以清热利湿、行气止痛为主。

方一

【配　方】　生姜1块（以肥大老者为佳）。

【制用法】　将上药用水洗净，横切成约0.2厘米厚的均匀薄片，每次用6~10片外敷于患侧阴囊，并盖上纱布换1次，直至痊愈为止。

【功　效】　温中止痛。主治睾丸痛。

方二

【配　方】　韭菜籽、小茴香各30克。

【制用法】　共研细末，以蜂蜜少许揉为丸。每丸9克，早晚各服1丸。

【功　效】　温补肾气，驱散寒邪。主治睾丸冷痛症。

方三

【配　方】　白芍50~60克，木通、枳实、川牛膝、红花、桃仁、丹参各15~20克，茯苓、车前子、青皮、生甘草各10~15克。

【制用法】　将上药水煎，每日1剂，分3次口服。

【功　效】　活血通经，化瘀止痛。主治睾丸痛。

方四

【配　方】　橘核、大枣（去核）各适量。

【制用法】　每一枣内包6个橘核，放在炉边焙干研末。每次服9克，早晚空腹黄酒送下。

【功　效】　消坚破滞。主治睾丸大小不同，睾丸肿痛、偏坠等。

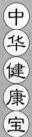

阳　痿

　　阳痿又称"阴萎"，是指男性在射精过程中，不能保持持续的阴茎勃起或持续患阴茎勃起功能障碍的一种疾病。中医学认为，此病多因肾虚、惊恐；或纵欲过度，精气虚损；或少年手淫，损伤肾气；或思虑过度，情志不舒；或湿热下注，宗筋弛纵等所致。尤以肾虚和精神因素居多。

方一
【配　方】　人参、仙灵脾、肉苁蓉、枸杞子各30克。
【制用法】　上药研细末，炼蜜为丸，每粒2克，每服1粒，每日2~3次。或用白酒500毫升泡2周后，每服5~10毫升，每日2~3次。
【功　效】　补肾壮阳，强阴益精。主治男性阳痿。
【备　注】　适当节制房事，加强锻炼。

方二
【配　方】　牛鞭1条，枸杞子30克，盐少许。
【制用法】　牛鞭洗净切段，同枸杞子共炖熟，加盐。分2次吃完。
【功　效】　补肾壮阳，收敛精气。主治遗精、阳痿、夜尿多等。

方三
【配　方】　当归30克，牛尾1条，盐少许。
【制用法】　将牛尾去毛，切成小段，与当归同锅加水煮。后下调料。饮汤吃牛尾。
【功　效】　补血，益肾，强筋骨。主治肾虚阳痿、腰痛、腰酸、腿软无力。

方四
【配　方】　雄鸡肝、鲫鱼胆各4个，菟丝子粉30克，麻雀蛋清适量（蛋黄不用）。
【制用法】　将上药拌匀，做成黄豆大药丸烘干或晒干。每日3次，每次1粒，温开水送服。
【功　效】　补肾助阳。主治阳痿。

方五
【配　方】　虾仁15克，海马10克，子公鸡1只，料酒、味精、食盐、生姜、葱、淀粉、清汤各适量。

【制用法】 将子公鸡宰杀后去毛及内脏，洗净，装入大盆内，将海马、虾仁用海水浸泡 10 分钟，分放在鸡身上，加葱段、姜块、清汤各适量，上笼蒸至烂熟。将子公鸡出笼，拣去葱、姜，放入味精、食盐，另用淀粉勾芡收汁后，浇在鸡身上即成。

【功　效】 温肾壮阳，益气填精。主治阳痿早泄。

方六

【配　方】 水发海参 100 克，冬笋片 20 克，水发冬菇 5 克，熟火腿末、猪油各 3 克。

【制用法】 海参切片，冬笋切碎，猪油烧熟，放入葱姜末爆焦，倒入白汤，然后加入海参、冬菇、冬笋、盐、料酒、味精等，煮沸勾芡，倒入火腿末并撒上胡椒粉即成。

【功　效】 补肾益精。主治肾虚阳痿。

方七

【配　方】 肉苁蓉 50 克，荜茇、草果、胡椒各 10 克，陈皮 5 克，白羊肾 4 个，羊脂 200 克，盐、葱、酱油、酵母粉各行之有效量。

【制用法】 将白羊肾、羊脂洗净，放入锅内。将肉苁蓉、荜茇、草果、陈皮、胡椒用纱布包扎好，放入锅内，加水适量置于炉火上烧沸，水开后改用文火炖熬，待羊肾熟烂时，下葱、盐、酱油、酵母粉，如常法做羹。

【功　效】 补肾温阳。主治阳痿、遗精、腰膝无力、脾虚食少、胃寒腹痛等。

方八

【配　方】 虾仁 250 克，鸡蛋清 1 个，淀粉 5 克，盐少许，白汤 30 克，熟猪油适量。

【制用法】 虾仁、蛋清、盐、淀粉和匀。用熟猪油烧热锅，倒入和好的虾仁等。用筷子搅散成粒并至颜色变白时，倒入漏勺内沥去油。炒锅置旺火上，油 10 克烧热，倒入虾仁，再加黄酒、白汤、味精，煮沸勾芡，翻炒，撒上胡椒面即成。

【功　效】 温肾壮阳。主治肾虚引起的遗精、阳痿、早泄、头晕目眩、身体倦怠等。

方九

【配　方】 狗肉 150 克，葱、姜、酱油、醋各少许。

【制用法】 将狗肉浸泡一夜，出血水，洗净，用锅煮熟，去骨切片。加调料拌食。

【功　效】　补虚强身。主治肾虚之阳痿、早泄、梦遗、滑精等。

方十

【配　方】　怀山药、桂圆肉各15~20克，甲鱼（鳖、团鱼）1只。

【制用法】　先用沸水冲烫甲鱼，使其排尿，然后切开去掉内脏，洗净，再分切成小块。将甲鱼肉、甲壳、山药、桂圆肉放入炖盅内加水适量，隔水炖熟。喝汤吃肉，每周1剂。

【功　效】　补肾益脾，固精扶阳。主治肾虚所致的阳痿。

方十一

【配　方】　泥鳅400克，大枣（去核）6枚，生姜2片。

【制用法】　泥鳅开膛洗净，加水与枣、姜共煮，以1碗水煎煮至一半即成。每日2次，连服多日。

【功　效】　补中益气，滋养强身。主治阳痿、遗精。

方十二

【配　方】　麻雀蛋2个，羊肉250克，盐少许。

【制用法】　先煮羊肉至八成熟，后打入麻雀蛋再煮，用时加盐。分2次吃完。

【功　效】　补肾温脾，壮阳填精。主治脾肾阳虚之阳痿、腰膝冷痛、饮食不振等。

方十三

【配　方】　新鲜大对虾1对，白酒（60度）250毫升。

【制用法】　将虾洗净，置于瓷罐中，加酒浸泡并密封，约10日即成。每日随量饮酒，待酒尽后，将对虾烹炒。单独食用或佐餐。

【功　效】　温阳填精。主治阳痿、遗精等。

方十四

【配　方】　核桃仁200克，荸荠150克，老鸭1只，鸡肉泥100克，油菜末、葱、姜、盐、蛋清、味精、料酒、玉米粉（湿）、花生油各适量。

【制用法】　将老鸭宰杀去毛，开膛去内脏，洗净，用开水烫一下，装入盆内，加入葱、姜、料酒、盐上笼蒸熟，取出晾凉，去骨，把肉切成两块；把鸡肉泥、蛋清、玉米粉、味精调成糊，再把核桃仁、荸荠剁碎，加入糊内，淋在鸭子膛内肉上。将鸭子放入锅内，用温油炸酥，捞出沥去余油，用刀割成长条块，摆在盘内，四周撒些油菜末即可。

民间奇效良方

【功　效】　补肾固精。主治阳痿。

方十五

【配　方】　麻雀 5 只，鲜虾 50~100 克，姜 3 片，盐、酱油、味精、白酒各少许。

【制用法】　麻雀去毛，开膛去内脏，洗净。将麻雀、虾仁、姜片及调料等放入炖盅内，注入八成满开水，加盖，放到沸水锅内，隔水炖 3 小时左右，最后放入味精、白酒即成。食肉饮汤，隔 3~4 日食用 1 次，效佳。

【功　效】　壮阳暖肾。主治肾阳不足所致的阳痿、尿频、腰膝酸痛。

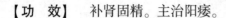

阳强、阳缩

　　阳强是指在无性兴奋状态下阴茎容易勃起，且久久不倒，或者房事后仍不衰软的阴茎异常勃起症。阳缩是指阴茎、睾丸和阴囊突然内缩的病证。中医学认为，这两种病证与肝、肾有关，多由阴亏火旺等所致。

方一

【配　方】　韭菜籽、补骨脂各 30 克。

【制用法】　共研细末。每服 9 克，日服 3 次。

【功　效】　滋补肾虚。主治阳物不痿。

方二

【配　方】　鲜百合、粳米各 50 克，冰糖适量。

【制用法】　按常法煮作粥，待粥将熟时下百合及冰糖，稍顷即可起锅食用，每日用 2 次，直至痊愈。

【功　效】　滋阴补虚，益气安神。主治阴虚阳亢而致阳强不衰、烦躁不安、咽干口渴。

方三

【配　方】　老姜 1 块。

【制用法】　去皮烤热。塞入肛门内，阳物即伸出。

【功　效】　解表，温中。主治阳缩。

方四

【配　方】　老葱白200克，老白干（或二锅头）150克。

【制用法】　葱白洗净，切碎，入锅炒至极热，倒入白酒，拌匀。趁热将葱白酒糊敷于下腹部，待凉时加热再敷，数次即愈。

【功　效】　活血，通阳。主治男子阴茎缩入，伴面青唇白、汗出如雨。

方五

【配　方】　白酒（60度以上）适量，红尖辣椒2~3个，鲜虾100克。

【制用法】　先将辣椒、鲜虾用油炒熟，冲入白酒煮沸。趁热顿服。

【功　效】　益精气，祛寒湿。主治男子生殖器缩入不出。

早　泄

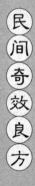

民间奇效良方

　　早泄是一种男性性功能障碍疾病，主要表现为在性交时，阴茎尚未进入或刚进入女方外阴便发生射精，随后阴茎疲软，不能维持正常性生活的一种病证。中医学认为，此病多因淫欲过度，肾气亏损，封藏失职，固摄无权；或相火炽盛，精关失摄，精液外泄所致。

方一

【配　方】　大米500克，莲子、芡实各50克。

【制用法】　将大米淘洗净。莲子温水泡发，去心去皮。芡实也用温水泡发。大米、莲子、芡实同入铝锅内，搅匀，加适量水，如焖米饭样焖熟。食时将饭搅开，常食有益。

【功　效】　健脾固肾，涩精止遗。主治阳痿不举、遗精、早泄和脾虚所致的泄泻等。

方二

【配　方】　海虾仁7个，大葱叶（取粗绿含黏液多者为佳）3条。

【制用法】　将虾仁装入葱叶内，晒干，研成粉，每日服2次，茶水送下。

【功　效】　补肾益精，通阳利气。主治早泄。

方三

【配　方】　知母、黄柏、金樱子、枸杞子各10克，五味子6克。

【制用法】　每日1剂，煎2遍和匀，早晚分服，或研细末炼蜜为丸，每粒

10 克，每服 1 粒，每日 2 次。

【功　效】固肾涩精。主治早泄。

【备　注】适当节制房事，加强锻炼。

方四

【配　方】锁阳、金樱子、党参、怀山药各 20 克，五味子 15 克，小公鸡 1 只。

【制用法】将鸡开膛去内脏杂物，洗净，连同上述药物一并放入大炖盅内，注开水至八成满，盖上盅盖，放入滚水锅中，隔水炖 4 小时即成。

【功　效】固肾止遗，滋阴壮阳。主治肾虚阳痿、遗精、早泄等。

方五

【配　方】怀山药 50 克，肉苁蓉 20 克，菟丝子 10 克，核桃仁 2 个，瘦羊肉 500 克，羊腔骨 1 副，粳米 100 克，葱白 3 根，生姜、花椒、八角、料酒、胡椒粉、盐各适量。

【制用法】将羊腔骨剁成数节洗净。瘦羊肉洗净后，余去血水沫，再洗净。将怀山药等 4 味用纱布包扎好，羊肉切成小长条块，生姜、葱白拍碎。将中药、以上食材和粳米同时放入砂锅内，加清水适量，先烧沸，捞去浮沫，再下花椒、八角、料酒，改用文火，炖至肉烂为止。食时加胡椒粉、盐调味。

【功　效】补肾壮阳。主治肾阳不足、肾精亏损之早泄。

方六

【配　方】麻雀 4 只，花生油、盐末各适量。

【制用法】将麻雀去毛及内脏杂物，洗净，晾干。将油放入锅内烧至五六成热，下麻雀炸，呈金黄色时取出，把油倒出，用原锅炒盐末少许即成。吃时蘸盐，每日 2 次，每次 2 只，可连用几天。

【功　效】补肾壮阳。主治早泄、阳痿、遗精。

方七

【配　方】羊肾 2 枚，羊鞭（公羊的生殖器）2 条，肉苁蓉、巴戟天各 12 克，枸杞、熟地各 10 克，山药 15 克。

【制用法】羊肾剖开取去网膜及导管后切条，羊鞭里外洗净，肉苁蓉等 5 味用纱布包好，锅内放水同炖，开锅后改文火，吃肉饮汤，日服 1 次，连续食完。

【功　效】补肾壮阳。主治阳痿不举或举而不久、不坚。

中华健康宝典

遗　精

遗精是指不经性交而精液自行外泄的一种疾病。主要表现为遗精次数过频，每周 2 次以上，或梦时而遗，或醒时外溢，伴有精神萎靡、腰酸腿软、心慌气喘等。中医学认为，此病多由肾气虚损、阴虚火旺、湿热下注等所致。

方一
【配　方】　韭菜籽、补骨脂各 30 克。
【制用法】　捣碎共研为末。白水送服，每服 9 克，每日 3 次。
【功　效】　温肾壮阳，固精止遗。主治命门火衰、精关不固引起的遗精滑泄、神衰无力。

方二
【配　方】　煅龙骨（中药）30 克，糯米 100 克，红糖适量。
【制用法】　将龙骨捣碎，入砂锅内加水 200 克，煎 1 小时去渣取汁，入糯米再加水 600 克、红糖适量，煮至米烂粥稠。早晚空腹热食，5 日为 1 个疗程，2~3 个疗程奏效。
【功　效】　镇惊潜阳，收敛固涩。主治遗精、产后虚汗不止等。

方三
【配　方】　荔枝树根 60 克，猪小肚 1 个。
【制用法】　将根切成段，洗净，以水 2 碗同炖至 1 碗，去渣。食小肚并饮汤。
【功　效】　补益精血。主治遗精日久、神衰乏力。

方四
【配　方】　核桃仁 30 克，猪肾（腰子）2 个，葱、姜各 5 片，食油、盐、酱油、味精各适量。
【制用法】　将猪肾片煸炒，取出沥尽污水。再次把锅烧热加食油，用葱、姜炮锅，放入猪肾片、核桃仁、盐、酱油等调料翻炒片刻，起锅前下味精即可。连服 1 周有效。
【功　效】　滋阴补肾。主治腰酸腿痛、遗精等。

民间奇效良方

方五

【配　方】　生白果仁（即银杏仁）2 粒，鸡蛋 1 个。

【制用法】　将生白果仁研碎，把鸡蛋打一小孔，将碎白果仁塞入，用纸糊封，然后上笼蒸熟。每日早晚各吃 1 个鸡蛋，可连续食用至愈。

【功　效】　滋阴补肾。主治遗精、遗尿。

方六

【配　方】　荷叶 50 克（鲜品加倍）。

【制用法】　研末。每服 5 克，每日早晚各 1 次，热米汤送服。轻者 1～2 剂，重者 3 剂可愈。

【功　效】　清热止血，升发清阳。主治遗精。

方七

【配　方】　麻雀蛋（雀卵）2 个，虾仁 25 克。

【制用法】　麻雀蛋煮熟，去皮。油锅烧热烹炒虾仁，下麻雀蛋，加调料。佐餐。

【功　效】　补肾壮阳，固精止遗。主治肾阳虚所致的遗精、早泄等。

方八

【配　方】　鸽蛋 2 个，龙眼肉、枸杞、五味子各 15 克，白糖适量。

【制用法】　鸽蛋去壳，同龙眼肉、枸杞、五味子放于碗内加水蒸熟。加糖食用。

【功　效】　补心肾，益气血。主治腰酸腿痛、遗精、头晕心悸等。

方九

【配　方】　鳖（甲鱼）1 只，枸杞、怀山药各 50 克，女贞子、熟地各 25 克。

【制用法】　鳖去头及内脏杂物，切块，洗净，同其他中药共煮，去药。食肉饮汤。

【功　效】　补肝肾，益精血。主治肝肾阴虚所致的腰痛、遗精、头晕、体倦等。

不射精症

　　不射精症指男性在性交过程中无精液射出，也无性欲高潮的男性性功能障碍性疾病。中医学认为，此病多由房劳过度、肾阴不足所致。

方一

【配　方】　桑螵蛸、熟地黄、仙灵脾各 15 克，巴戟天、肉苁蓉各 12 克，
　　　　　　菟丝子、枸杞子各 10 克，甘草 4 克。

【制用法】　将上药水煎，分 2 次服，每日 1 剂。

【功　效】　补肾助阳。主治不射精症。

方二

【配　方】　黄芪、党参各 30 克，菟丝子、覆盆子、韭菜籽、枸杞子、山
　　　　　　萸肉、淫羊藿、熟地黄、山药、白花蛇舌草各 15 克，路路通、
　　　　　　补骨脂、牛膝、石斛、仙茅各 10 克，马钱子 0.5 克，蜈蚣
　　　　　　2 条。

【制用法】　将上药水煎 3 次后合并药液，分 2~3 次口服，每日 1 剂，15
　　　　　　剂为 1 个疗程。

【功　效】　补气升阳。主治不射精症。

方三

【配　方】　枸杞子、菟丝子、山茱萸各 25 克，紫河车 2 克（冲服），鹿
　　　　　　茸 1 克（冲服），锁阳、龟板、何首乌、全当归各 10 克，川
　　　　　　续断、桑寄生、补骨脂各 15 克。

【制用法】　将上药共水煎，每日 1 剂，分 2~3 次口服。20 日为 1 个疗程。

【功　效】　补肾养肝。主治不射精症。

男性不育症

男性不育是指由男性生殖器官的解剖和生精机能异常而致不育的病症。
病因复杂，包括性机能障碍、先天或后天生殖器官的器质性病变、精神因
素、身体因素、性交习惯等。中医学认为，此病与外感湿热、饮食不节、
情志不舒、房事过度等有关。

方一

【配　方】　枸杞子、菟丝子（酒蒸，捣饼）各 240 克，北五味子（研
　　　　　　碎）、车前（扬净）各 60 克，覆盆子（酒洗，去目）120 克。

【制用法】　上药研为细末，炼蜜为丸，如梧桐子大。空腹时服 90 丸，睡

民间奇效良方

前服 50 丸，温井水或淡盐汤送下，冬月用温酒送下。

【功　效】　添精益髓，补肾固精。主治肾虚精少、久不生育。

方二

【配　方】　人参、鹿茸、五味子、仙灵脾各 30 克。

【制用法】　上药研细末，炼蜜为丸，每粒 2 克，每服 1 粒，每日 2~3 次。或用白酒 500 毫升泡 2 周后，每服 5~10 毫升，每日 2~3 次。

【功　效】　益气生精，补肾壮阳。主治男性不育症。

【备　注】　服药期间适当减少房事。阴虚内热者勿服。

方三

【配　方】　人参 10 克，车前子、覆盆子、菟丝子各 50 克，女贞子、五味子各 40 克，黄芪、枸杞子、巴戟天各 30 克，附子 15 克，补骨脂 25 克。

【制用法】　将上药水煎 2 次后合并药液，分早晚空腹服，每日 1 剂，1 个月为 1 个疗程。

【功　效】　益肾固精。主治男性不育症。

【加　减】　性欲减退者，加仙茅、淫羊藿各 15 克；阳痿者，加龟胶、鹿角胶各 10 克，阳起石 15 克；滑精或早泄者，去车前子，黄芪加至 60~80 克；食欲不振者，加山楂、神曲、鸡内金各 15 克；腰痛者，加川续断、杜仲、鸡血藤各 15 克；失眠者，加远志、合欢花、酸枣仁各 10 克；尿频、尿痛者，加川柏、竹叶、茯苓各 10 克；大便秘结者，加川军（后下）10 克。

方四

【配　方】　鹿角片（先煎）、仙茅、当归、紫河车、川断、丹参、牛膝各 12 克，熟地、党参、仙灵脾、枸杞子、菟丝子、炙龟板（先煎）各 15 克，山萸肉、壳砂各 10 克。

【制用法】　每日 1 剂，煎 3 次，混匀，分 2 次服。

【功　效】　助阳滋阴，益气补血。主治原发性不育不孕症。

方五

【配　方】　麦冬、白芍、菖蒲、合欢皮、茯苓、羊藿叶各 15 克，枸杞子、知母各 20 克，淮山药 10 克，蛤蚧 1 对。

【制用法】　水煎服，每剂煎 2 次，每日分 2 次服，早饭与晚饭后服用 50 毫升。3 个月为 1 个疗程。

【功　效】　益肾填精，助气安神。主治男性不育症。

【加　减】　气血两虚者，加冬虫夏草 10 克；肝经湿热下注者，加萆薢 10

克，灯芯草 3 克；心神惊恐者，加萱草、竹叶、远志各 10 克。

方六

【配　方】熟地、紫河车各 20 克，枸杞子、淮山药、山萸肉、菟丝子、杜仲、肉苁蓉各 10 克，巴戟天、蛇床子、五味子各 6 克，鹿茸 3 克。

【制用法】各药单味研末，混匀收储备用。每次服 5 克，每日 3 次，用药汤送下。

【功　效】滋阴补肾。主治男性不育症。

【备　注】火盛或湿热蕴结者禁用；生殖系统生理缺陷者服之无效；服药期间禁房事为宜。

方七

【配　方】淫羊藿 20~30 克，蛇床子、肉苁蓉各 10~12 克，巴戟天、红花、王不留行、穿山甲、丹参、枣仁各 10 克，川芎 6 克。

【制用法】加水煎服，每日 1 剂。

【功　效】温肾壮阳。主治男性不育症。

【加　减】腹胀、神疲、体倦者，加党参 15 克，白术、陈皮各 10 克；心烦不寐、手足心热者，加生地黄、何首乌、白芍药各 12 克；小便频数、淋沥白浊者，去巴戟天、肉苁蓉，加蒲公英、野菊花、败酱草、黄柏各 15 克。

方八

【配　方】黄芪 18 克，枸杞子、何首乌、党参、川续断各 15 克，当归、熟地黄、淫羊藿各 12 克，菟丝子、覆盆子、五味子、桑葚子、车前（包）、陈皮各 9 克。

【制用法】加水煎沸 15 分钟，过滤取液，渣再加水煎 20 分钟，滤去渣，2 次滤液兑匀，分早晚 2 次服，每日 1 剂。

【功　效】补气升阳。主治男性不育症，用于精子数量少、成活率低、活动力差、临床表现肾阳虚者。

方九

【配　方】牛膝、王不留行、白芍药、柴胡、川楝子、滑石（包煎）各 9 克，枳壳 6 克，石菖蒲 3 克。

【制用法】加水煎，服法同上，每日 1 剂。服药期间应定期检查精液。

【功　效】补肝肾。主治精子稀少、精子活动力差所致的不育。

前列腺增生症

前列腺增生症，俗称前列腺肥大，是老年男性的常见疾病，中青年人亦有发生。主要表现为前列腺体积增大，伴有尿频、尿急、小便困难、尿线变细等症。其属中医"癃闭"范畴，因年龄增长、肾气虚衰所致。

方一

【配　方】　食盐 500 克，生葱 250 克。

【制用法】　将生葱切碎后，与盐一起入锅炒热。趁热包裹，待适温时熨烫小腹部，凉后复炒，再包复熨，连熨数次，2～4 小时见效。

【功　效】　清热行瘀，通阳利气。主治前列腺肥大之小便不利。

方二

【配　方】　糯米粉、黄酒各适量。

【制用法】　将糯米粉和成面团，按常法烙饼。临睡之前吃，用黄酒送服。连服数日，症状大减。

【功　效】　补中益气。主治前列腺肥大、尿频。

方三

【配　方】　柴胡、牛膝各 10 克，生牡蛎（先煎）30 克，丹参、当归、赤芍、海浮石（先煎）、海藻、昆布、夏枯草、玄参各 15 克，川贝粉（分冲）3 克，肾精子 5 粒（肾精子即牛膀胱之结石，以桂圆肉包裹，于第 1 次服药时吞服）。

【制用法】　水煎服，每日 1 剂。

【功　效】　利尿通淋。主治老年性前列腺肥大。

方四

【配　方】　小公鸡 1 只，当归、贝母、党参各 25 克。

【制用法】　公鸡去毛及内脏，洗净，将 3 味中药装入鸡腔内，加水煮炖至鸡熟烂。吃鸡饮汤，早晚各 1 次。次日再加水煎煮，把肉和汤服食完。连用 3 剂即可奏效。

【功　效】　补虚损，除热毒，通二便。主治前列腺肥大压迫尿道致排尿困难。

民间奇效良方

皮肤科疾病

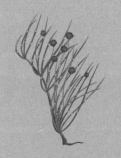

皮肤瘙痒症

　　皮肤瘙痒症是仅有皮肤瘙痒而无原发性损害的皮肤病，有局限性与全身性两种类型。其临床表现为初起并无皮肤损害，由于瘙痒经常搔抓，患处可出现抓痕、血痂、色素沉着及苔藓样变或湿疹样变，有时可继发感染。中医学一般认为其由风、寒、湿、热以及阴血不足、血虚生风引起，肌肤气血不和是痒产生的病理基础，中医学辨证可分为风热型、风寒型、湿热型和血虚型。

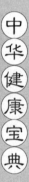

方一

【配　　方】　食盐 100 克，米泔水 1000 毫升。

【制用法】　取米泔水放入食盐，置锅内煮沸 5~10 分钟，然后将药液倒于面盆中，温热以适应为度，用消毒毛巾蘸药液擦洗患部，早晚各 1 次，每次擦洗 1~3 分钟，一般 1~2 次见效，多则 3 日。搽洗前先抓后擦洗，以疏松毛孔，使药力直达病所。

【功　　效】　祛风理湿，杀虫清热，润燥解毒。主治皮肤痛痒。

【备　　注】　忌饮酒，戒鱼、虾、蟹等食物；洗澡时不用碱性强的肥皂。

方二

【配　　方】　苍耳草、艾叶各 50 克，蜂房、白鲜皮、苦参、地肤子、川槿皮各 30 克，川椒、白矾各 20 克。

【制用法】　水煎滤渣，收集药液，趁热洗浴，每日 1 剂，每日洗 1~2 次，每次搓擦 15~20 分钟，7 天为 1 个疗程。

【功　　效】　祛风，清热解毒，杀虫止痒。主治皮肤瘙痒。

方三

【配　　方】　生地 30 克，白鲜皮、玄参、苦参、银花、连翘各 15 克，地肤子、丹皮、赤芍各 12 克，紫草、荆芥、防风各 10 克，升麻、薄荷、甘草各 6 克，蝉蜕 3 克。

【制用法】　每日 1 剂，水煎 2 次，内服；药渣再煎后反复擦洗患处。一般用药 2 剂即可。

【功　效】　清热血，祛风燥湿，透发止痒。主治皮肤瘙痒症。

方四

【配　方】　生甘草、蛇床子各 30 克。

【制用法】　煎 2 遍和匀，去渣浓缩成 200 毫升，瓶装备用。同时涂局部，每日 2~3 次。

【功　效】　润肤止痒。煎浓外涂有滋润皮肤、消除瘙痒之功。

【加　减】　皮肤干燥者，加甘油 50 毫升，冰片 3 克（用酒或 75% 酒精 30 毫升溶化后和入）。

方五

【配　方】　蝉衣、徐长卿、生地各 15 克，当归 10 克，红枣 10 枚。

【制用法】　每日 1 剂，煎 2 遍和匀，每日 2~3 次分服。

【功　效】　祛风止痒，养血润燥。主治皮肤瘙痒症。

【加　减】　大便干燥或便秘者，加生首乌 15~30 克。

【备　注】　避免食用刺激性食物，如酒、咖啡等，最好不抽烟，切忌搔抓、摩擦，用热水、肥皂清洗或乱搽成药等。

方六

【配　方】　熟地、生地、何首乌各 20 克，麦冬、天冬、桃仁、红花、栝楼、菊花、生麦芽各 10 克，当归、黄芪、赤芍、白芍各 15 克，黄芩、防风、苦参、蝉衣各 6 克，黄连 3 克。

【制用法】　每日 1 剂，水煎 3 次，每日分 3 次服。1 个月为 1 个疗程。可制丸服。

【功　效】　滋血润肤，祛风止痒。主治老年皮肤瘙痒症。

方七

【配　方】　荆芥、薄荷、蕲蛇、地肤子、蝉蜕各 10 克，防风、当归、威灵仙各 12 克，何首乌 20 克，甘草 6 克。

【制用法】　水煎服，每日 1 剂。

【功　效】　祛风止痒，养血润燥。主治皮肤瘙痒症。

【加　减】　皮疹有糜烂渗液者，加土茯苓、苍术、黄柏各 12 克；皮疹部位灼热红肿者，加生地、金银花各 15 克，丹皮、玄参各 12 克；大便秘结者，加大黄、枳实、厚朴各 12 克；热重者，加黄芩、黄连、龙胆草各 10 克。

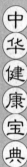

方八

【配　方】　蛇床子、明矾、百部、花椒、苦参各 9~15 克。

【制用法】　煎汤，趁热熏洗患处或坐浴。

【功　效】　清热除湿，杀虫止痒。主治皮肤瘙痒症。

方九

【配　方】　生大黄、芒硝各 100 克，冰片 20 克。

【制用法】　将上药共研为细末，装瓶备用。按病变范围大小，取适当纱布 1 块展平，将药末均匀撒在纱布中央，约 0.5 厘米厚，将纱布四边折褶包好，贴敷患处，用胶布固定或用绷带包扎，以防药粉撒出，2~3 日换药 1 次。

【功　效】　清热解毒，止血收敛，散结消肿。主治皮肤感染。

方十

【配　方】　女贞子叶、艾叶、皂角、茶叶各 15 克，生甘草 10 克。

【制用法】　将上药加水 300 毫升，煎至 150 毫升，用纱布过滤，取煎液外洗或湿敷溃疡面，每日 2~3 次。

【功　效】　抗菌消炎，收敛生肌。主治放射性皮肤溃疡。

方十一

【配　方】　蒜瓣、米醋各适量。

【制用法】　将较鲜蒜瓣洗净捣烂，用纱布包扎浸于米醋内，2~3 小时后取出。以包擦洗患处，每日 3 次，每次 10~20 分钟。

【功　效】　散瘀，解毒，杀虫。主治神经性皮炎。

方十二

【配　方】　米醋，鸡蛋。

【制用法】　将数个鸡蛋浸于醋罐内密封，半月后取出，将鸡蛋打破，把蛋清、蛋黄搅匀贮于瓶内备用。每日多次涂擦患部，稍干再涂。

【功　效】　清热，解毒，散瘀。主治神经性皮炎。

【备　注】　如涂药期间出现皮肤刺激现象，可减少涂药次数。

方十三

【配　方】　陈醋 500 毫升，苦参 200 克。

【制用法】　先将苦参用水洗净，放入陈醋中浸泡 5 日。用前先将患处洗净，用棉签蘸药涂搽患处，每日早晚各 1 次。

【功　效】　止痒去屑。主治神经性皮炎。

方十四

【配　方】　鲜丝瓜叶。

【制用法】　将丝瓜叶搓碎，在患部摩擦，发红为止。每7日1次，2次为1个疗程，2个疗程可见初效。

【功　效】　清热，解毒，止血。主治神经性皮炎。

方十五

【配　方】　土槿皮、乌梅各24克，雄黄12克，米醋300毫升。

【制用法】　上3味药用米醋泡2周后，滤净，瓶装备用。用时以棉签蘸药液少许涂局部，每日2~3次。

【功　效】　清热，燥湿，消肿，杀虫止痒，软坚散结。主治神经性皮炎。

【加　减】　剧痒难忍者；加樟脑12克。

方十六

【配　方】　豆腐皮、香油各适量。

【制用法】　豆腐皮烧存性，研成细末，以香油调和匀。涂患处，每日2次。

【功　效】　清热，润燥，止痒。主治过敏性皮炎之温痒难忍。

方十七

【配　方】　黄芩、杏仁、丹参、白鲜皮各15克，炙首乌、当归各25克，升麻10克，生甘草3克。

【制用法】　每日1剂，水煎2次，分3次温服。

【功　效】　清热解毒，养血润燥。主治干性脂溢性皮炎、血虚风燥证。

方十八

【配　方】　猪苦胆1个。

【制用法】　将苦胆汁倒入盆中，加入温水搅匀，洗头或患处，清除油脂状鳞屑后再用清水冲洗。每日洗1次。

【功　效】　泄内热，通血脉。主治脂溢性脱发及小儿脂溢性皮炎。

【备　注】　治疗期间，禁食肥肉、动物油脂等油腻食品。因为油腻食品可加重皮脂溢出。

方十九

【配　方】　苍耳子、留行子各30克，地肤子、白藓皮各20克，苦参15克，明矾9克，侧柏叶60克。

【制用法】　将上7味药水煎，去渣，洗患处，每日2次，每剂药用1日。
【功　效】　祛风清热。主治脂溢性皮炎。

接触性皮炎

　　接触性皮炎，顾名思义，是接触到某种东西后，引起皮肤发炎的现象。中医学认为病因是人体禀赋不耐，皮毛腠理不密，外受辛热之毒，或皮肤、黏膜接触某种外来致病物质，邪气与气血相搏所成。例如，长年刷油漆的工人所患的皮肤炎、无花果引起的皮肤炎、婴儿接触尿布所引起的皮肤炎等。近年来，因药品、化学物质及化妆品所引起的皮肤炎，已有逐渐增加的趋势。接触部位的皮肤有烧灼感、红斑、肿胀、水疱，瘙痒剧烈。重者可溃烂坏死。

方一
【配　方】　泽泻、木通、茯苓、银花、连翘、牛蒡子、白芍各9克，知母、防风、苍术各6克，蝉衣、甘草、荆芥各3克。
【制用法】　每日1剂，水煎服。
【功　效】　清热利湿，消肿止痒。主治接触性皮炎。

方二
【配　方】　蒲公英、银花各30克，生地15克，连翘20克，白鲜皮12克，荆芥10克，蝉衣8克，生甘草5克。
【制用法】　每日1剂，头煎加水400毫升，轻煎，取汁200毫升；二煎加水300毫升，取汁150毫升；两煎混合，分3次服；三煎之液放凉湿敷患处。
【功　效】　清热解毒，清热凉血，祛风止痒抗敏。主治接触性皮炎。

方三
【配　方】　苦参、徐长卿、地肤子、算盘根各30克。
【制用法】　先用冷水浸泡透后，头煎沸后20分钟，二、三煎各30分钟。三煎混合分成4等份，取3份分3次内服，1份外搽患部。
【功　效】　清热解毒，法风止痒，活血利水。主治生漆接触性皮炎（漆疮）。

方四

【配　方】　海螃蟹适量。

【制用法】　用海螃蟹煎汤洗患处，或将海螃蟹捣烂涂敷患处。

【功　效】　清热解毒。主治接触性皮炎。

方五

【配　方】　虾壳适量。

【制用法】　加水煮虾壳饮服，并洗擦。

【功　效】　解毒，止痒。主治食虾过敏引起的皮肤刺痒、红疹。

癣　证

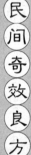

　　癣是一种传染性的皮肤病，由外感湿、热、虫、毒，或相互接触传染，感染浅部真菌，诸邪相合，侵犯表皮、毛发和指（趾）甲等浅部所引起。根据其发病部位及特征，常见有头癣、手足癣、体癣、甲癣、花斑癣等。

方一

【配　方】　川椒、硫黄各 32 克。

【制用法】　先将川椒焙干后再与硫黄共研为细末，装入瓶内备用。用时，以生姜断面蘸药粉搓擦患处 3~5 分钟，每天早晚各 1 次，晚上洗澡后再擦药。

【功　效】　清热解毒，杀菌止痒。主治体癣。

方二

【配　方】　绿核桃（未成熟者，在白露节前摘取）适量。

【制用法】　将绿核桃用小刀刮去外面的薄皮，趁湿用力涂擦癣疮，每日 3~5 次。一般用 10 枚，约半个月可见效。或将绿核桃皮剥下晒干，煎水擦洗患部，亦有同等疗效。

【功　效】　祛腐生肌。主治各种癣。

方三

【配　方】　黑豆皮、扁豆皮、蚕豆皮各等份。

【制用法】　三皮加水煮沸后，煎煮 30 分钟。待温，用软毛巾浸液敷患处，每日用2次，可连续使用。

【功　效】　清热，润燥，祛湿。主治鱼鳞癣。

方四

【配　方】　白乳鸽1只，绿豆150克，白酒15毫升。

【制用法】　将乳鸽除毛，去内脏杂物，洗净，将绿豆纳入鸽腹内，加酒、加水，炖煨至熟。可食可饮，每日1次。

【功　效】　清热，解毒，润燥，止痒。主治疥癣发痒难忍。

方五

【配　方】　芦荟30克，炙草15克。

【制用法】　将芦荟晒干，和炙草共研为细末，用热水将患处洗净，敷药粉于患处，连涂数次。

【功　效】　泄热导积，杀虫消炎。主治头癣。

手足癣

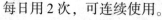

　　手足癣是由皮肤癣菌感染而致的手或足部的一种常见传染性皮肤病。中医学认为本病由湿热下注，或久居湿地染毒而成。手癣见于掌心、手指，日久累及指甲、手背。初起为散发小水疱，渐至脱屑、损害增多扩大，融合成片，边缘有环状鳞屑，皮肤变厚，冬季可裂隙。足癣见于趾间、足底、足跟或右侧。分鳞屑型、水疱型、浸渍型和糜烂型四种：鳞屑型最多见，不断产生鳞屑；水疱型次之，鳞屑与水疱交替发生；浸渍型又次之，趾间潮湿发白；重者皮肤脱落呈糜烂型，此型可引起霉菌疹或丹毒。丹毒有复发性，可致象皮腿。冬季裂隙，足跟尤多，常有痒感，裂隙时有痛感。

方一

【配　方】　藿香25克，生大黄2克，黄精、明矾各10克，白醋500克。

【制用法】　以白醋浸泡上药24小时，经煮沸冷却后，将患部浸洗3~4小时。用药期间，5日内不用肥皂或接触碱性物质，一般1~2剂即可见效。

【功　效】　解毒，杀虫。主治手足癣。

方二

【配 方】 木槿皮30克，苦参、白鲜皮、大枫子、密陀僧（打碎）各10克，斑蝥2只，川椒目（研）、硫黄（研）、枯矾各5克，升药底（研）、轻粉各2克，醋1000毫升。

【制用法】 诸药入醋浸泡3宿，取醋泡手足。每次据需要量，置于料袋（由塑料布制成），手或足插入醋袋内，包扎，勿令药液漏出或滋出。晚泡晨支两侧手足可轮泡，以不影响手足活动为是。视病情及药后反应，连日或隔日浸泡1次。连用3次为1个疗程。1周内手或足勿浸水，足癣患者不宜穿塑料鞋及胶鞋。冬寒天勿用此方。

【功 效】 清热燥湿，祛风杀虫。主治手足癣。

【加 减】 足癣糜烂型，去斑蝥，加地肤子20克。

【备 注】 本药有毒，切勿入口，用后药渣深埋。

方三

【配 方】 萆薢20克，百部、黄芩、黄柏、白鲜皮、防风各15克，枯矾12克，广丹3克。

【制用法】 上药加水1000毫升，煎至500毫升，每日1剂，早晚各1次，每次熏洗患处20分钟。

【功 效】 清热燥湿，祛风解毒。主治足癣感染。

方四

【配 方】 苦参、苍术、海桐皮、苦楝子、银花、地肤子各30克，花椒20克，川槿皮、百部、土茯苓、马齿苋、皂角刺各60克。

【制用法】 将上药放入瓦罐内，加食醋2500毫升，搅匀后封口，放阴凉处10~15日即可用。在浸泡前先清洗患处，将指（趾）甲剪短，以使药液浸透指（趾）甲根部。浸泡时将患处全部浸泡于药液内15~30分钟（时间越长越好）。连续浸泡15~30日即可根治。冬季可将药液加温后浸泡，夏天药液蒸发后可添加适量醋继续使用。

【功 效】 清热祛风，除湿杀虫。主治手足癣。

方五

【配 方】 土槿皮、羊蹄、槟榔、大枫子仁各10克，斑蝥6只。

【制用法】 上药研碎，用75%酒精100毫升浸泡2周后滤净，再加酒精到100毫升瓶装备用。每次用少许涂局部，每日1~2次。

【功 效】 清热，燥湿，解毒，祛风杀虫。主治体癣、股癣、手足癣等

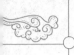

久治不愈之顽癣。

【加　减】　痛痒较甚者，加樟脑 2 克（滤净后加入溶化）。

【备　注】　阴囊处忌用；搽药过多可使局部皮肤癣起泡，切勿刺破，暂停药数日即自然吸收。注意清洁卫生，勤洗澡，勤换衣被，并煮沸灭菌消毒。治愈后再用药 1~2 周，以防不彻底。

方六

【配　方】　荸荠、米醋各适量。

【制用法】　荸荠去皮，切片，浸醋中，小火煎 10 分钟，待醋煎干后，将荸荠捣烂，用适量洗患手，每日 1 次。

【功　效】　解毒，杀虫，散瘀。主治手足癣。

白癜风

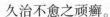

　　白癜风，中医称"白癫""白驳风"，是一种黑色素细胞被破坏导致皮肤出现白斑的常见皮肤病。白癜风以皮肤上出现无自觉症状的白色斑片为主症。可发于全身各部位，病程较长，迁延难愈，偶尔亦有自愈者。中医学认为该病病因是肝肾亏虚，气机不调，风邪乘虚外侵，搏于肌肤；而气血失和，瘀血阻塞。气血不足，肌肤失养，故发白斑。

方一

【配　方】　白蒺藜 50 克，白茯苓、生黄芪、补骨脂、当归、丹参、鸡血藤各 30 克，红花、防风各 15 克。

【制用法】　将上药共研末，用纯枣花蜜炼蜜为丸，每丸 10 克。口服，1 日 2 次，每次 1 丸。1 个月为 1 个疗程，治疗 1~2 个疗程。

【功　效】　清热凉血，补肝肾。主治白癜风。

方二

【配　方】　马齿苋 20 克（鲜品加倍），红糖 10 克，醋 70 毫升。

【制用法】　诸药煮沸，过滤后取药液置有色瓶内备用。或将鲜马齿苋洗净、切碎、捣烂，用纱布包好，挤出汁液，瓶装备用（每 100 毫升加硼酸 2 克，使 pH 值在 5.1，可久贮使用）。用时以棉签蘸药液涂患处，每日 1~2 次（最好晚上睡前涂 1 次）。患部晒太阳，开始时每日 10 分钟，逐日增加至 1~2 小时。日光浴时注意防止发生感光性皮炎。

【功　效】　清热解毒，凉血止血。主治白癜风。

方三

【配　方】　旱莲草 90 克，白芷、何首乌、沙苑蒺藜、刺蒺藜各 60 克，紫草 45 克，重楼、紫丹参、苦参各 30 克，苍术 24 克。

【制用法】　上药研细末，收贮勿泄气，每日服 3 次，每次服 6 克，开水送下。另用肉桂 30 克，补骨脂 90 克，水、酒各半，浸泡 1 周，温水沐浴后，外擦患处。

【功　效】　祛风活血，除湿清热，补益肝肾。主治白癜风。

方四

【配　方】　当归、柏子仁（去壳）各 250 克。

【制用法】　将上 2 味分别烘干研细粉，炼蜜为 120 丸，每次 1 丸，每日服 3 次。

【功　效】　活血养血。主治白癜风。

方五

【配　方】　生大黄 50 克，甘油、酒精各适量。

【制用法】　将大黄研末，过 120 目筛后加甘油 20 克，95% 酒精适量，调匀，呈糊状，瓶装密封备用。用时先将患处用温开水洗净，晾干后用药膏涂搽，每天早晚各 1 次。

【功　效】　破积行瘀。主治白癜风。

扁平疣

　　扁平疣是一种感染人乳头瘤病毒所引起的较常见的发生于皮肤表层的赘生物，临床可见于面部和前臂，是黄褐色或正常皮色的米粒至黄豆大的扁平丘疹，表面无炎症，数目较多且密集。中医学中属于疣类，由肺外感毒邪蕴结肌肤所致。

【配　方】　板蓝根、马齿苋各 30 克，紫草 15 克，生薏米 50 克（另煮熟食之或研细和服）。

【制用法】 每日 1 剂，先用水浸泡 1~2 小时再煎。第 1 次煎 30 分钟后滤净，药渣再加水煎 30 分钟，滤净，与头煎和匀，每日 3 次分服。亦可用此方煎汤外洗。

【功　效】 凉血，清热，解毒。用于消疣抗病毒。

【加　减】 患处发痒者，加蝉衣 10 克，以祛风止痒；药后恶心或便溏者，加藿香 10 克，以健脾胃。

【备　注】 治疗须彻底，以免复发。

黄水疮

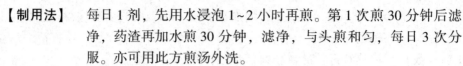

　　黄水疮，又名脓疱疮，或浸淫疮，是一种通过接触传染的常见的感染性皮肤病，以发生水疱、脓疱，易破溃、结脓痂为特征。多发生于夏秋季，以儿童罹患为多。本病随处可发，尤以头面、四肢、胸腹居多。始如黄豆大样脓疱，边缘焮红，浓渐蔓延，瘙痒异常，抓破流黄水，或浸淫成片，淋漓不净。中医学认为本病多因心脾湿势，蕴蒸皮肤，复外感风邪；或肺胃蕴热，外受湿毒，蕴蒸肌肤所致；或素体虚弱，复感风热之邪所致。

方一

【配　方】 黄柏、生大黄、苦参各 30 克，蒲公英、百部、银花各 20 克。

【制用法】 水煎，外洗患处。有黏稠渗出液或结痂时，宜先以温热淡盐水轻洗清除后，再用本药液洗。每日 3~5 次。

【功　效】 清热解毒祛湿，杀虫止痒消炎。主治黄水疮。

方二

【配　方】 陈小麦秆 1 握，白矾、松香各 30 克，食油少许。

【制用法】 先将白矾、松香放热锅内化开，晾凉研成细末，再将陈小麦秆烧成灰后与白矾、松香末调和，倒入少许食油拌匀。涂于患处，数次可愈。

【功　效】 燥湿解毒，去腐疗疮。主治黄水疮。

疥 疮

疥疮是一种由疥毒细菌传染而引起的疾病。此症初起形如芥子，故名疥疮。中医学认为该病大多因个人卫生不良，或接触疥疮患者而被传染所致，也有的因风、湿、热、虫郁于肌肤而引起。

方一

【配　方】 川椒、轻粉、枯矾、水银、樟冰、雄黄各6克，枫子肉（另碾）100枚。

【制用法】 研末，将药粉装入枫子肉内，做成丸子擦患处。

【功　效】 杀虫止痒。主治疥疮。

方二

【配　方】 熟鸡蛋15个，明雄黄7.5克，血竭3.5克。

【制用法】 把蛋黄压碎放入铜勺中，取文火熬炼，待蛋黄呈糊状时，将研细的雄黄、血竭放入勺中，用竹筷搅动至油出、药渣呈黑黄色时取出，去渣留油，装入玻璃瓶中备用。使用时，先用热水、肥皂洗浴后，用双黄油反复擦患处，隔晚1次。

【功　效】 解毒，杀虫。主治疥疮。

【备　注】 用药后要换衣服、被褥，换下的衣服要煮沸消毒。用药期间忌食辛辣、油腻之物。

方三

【配　方】 小蝌蚪100只。

【制用法】 在青蛙产卵期捕捉小蝌蚪，用清水饲养5日，每日换水，待蝌蚪腹内污泥吐净后，把蝌蚪捞出放在凉开水中，再放入适量凉粉、蒜泥、醋和芝麻油一次喝下，即愈。

【功　效】 清热解毒。主治热疮胎毒、疥疮等。

方四

【配　方】 白乳鸽1只，绿豆150克，白酒15克。

【制用法】 将乳鸽除毛，去内脏杂物，洗净，将绿豆纳入鸽腹内，加酒、

民间奇效良方

加水炖煨至熟。可食可饮，每日 1 次。

【功　效】　清热解毒，润燥止痒。主治疥癣发痒难忍。

方五
【配　方】　百部草、大枫子各 12 克，蛇床子、苦参各 9 克，大黄 6 克。
【制用法】　上药同煎浓水，洗患处可治愈。
【功　效】　杀虫攻毒。主治疥疮。

冻　疮

　　冻疮是人体遭受低温侵袭所引起的局部或全身性的损伤，是冬天常见的疾病，多发于儿童、妇女及久坐少动者，以四肢远端及暴露处为好发部位。初起局部皮肤呈苍白漫肿、有麻木冷感，继则呈青紫色，或有斑块，边沿赤红，自觉灼痛瘙痒。中医学认为冻疮是因寒盛阳虚、气血冰凝所致。

方一
【配　方】　谷糠。
【制用法】　将谷糠放盆内点烧，烘烤患处。每日烤 1 次，数日即可生肌。
【功　效】　活血，消肿。主治冻疮。

方二
【配　方】　尖辣椒 10~15 克，白酒适量。
【制用法】　将辣椒切作细丝，白酒浸泡 10 日，去渣过滤即成。涂于局部红肿发痒处，每日 3~5 次。要轻轻涂擦，防止将皮肤搓破。
【功　效】　活血散瘀。主治冻疮初期局部红肿发痒。

方三
【配　方】　黄芪、桂枝、芍药、生姜、大枣、鸡血藤、制附片。
【制用法】　水煎服，每日 1 剂。
【功　效】　温经散寒，活血消肿。主治冻疮。
【加　减】　病发于面部者，加白芷、川芎；发于上肢者，加片姜黄、桑枝；发于下肢者，加川牛膝、独活；有瘀斑肿胀者，加桃仁、泡山甲、当归；有水疱者，加茯苓、乌梢蛇、苍术、玉米；

痛甚者，加细辛、晚蚕砂、乳香、葱白；麻木者，加地龙、海风藤、全蝎；兼红肿热痛者，加土茯苓、红藤、败酱草、蒲公英、连翘。

方四

【配　方】　生川乌、生草乌、桂枝各 50 克，芒硝 40 克，细辛、红花各 20 克，樟脑 15 克，60%酒精 1000 毫升。

【制用法】　先将生川乌、生草乌、桂枝、细辛、红花研粗末，再与芒硝、樟脑相混后兑入酒精内密闭浸渍 7 日，滤药液备用。用棉签蘸药汁（破溃者涂在患部周围，溃疡面按外科溃疡处理）频频涂擦患处，每日早晚各 1 次，每次擦药 5 分钟左右。

【功　效】　温经散寒，活血消肿定痛。主治冻疮。

【备　注】　本病主要由寒冷之气所袭，阳气不能四达，阳抑血凝，经脉涩滞，流行不畅所致。

方五

【配　方】　茄梗、蒜梗各适量。

【制用法】　切碎，煎水。洗烫，每晚 1 次。

【功　效】　清热，消肿。主治冻疮红肿、发痒。

方六

【配　方】　老丝瓜，猪油。

【制用法】　将老丝瓜烧灰存性，和猪油调和。涂患处。

【功　效】　通络，消肿。主治手足冻疮。

酒渣鼻

　　酒渣鼻，俗称红鼻子或鼻赤。西医称玫瑰痤疮，是一种主要发生于面部的慢性炎症性皮肤病。中医认为该病多因饮酒过度或嗜食辛辣，肠胃积热，热气上蒸，客于鼻部，复被风寒外袭，血热淤阻，郁热不散所致。或肺感风热，邪热熏蒸肺窍，上客鼻窍，伏留不散，均可导致瘀热凝于内，鼻赤现于外也。

方一

【配　方】　用百部、苦参、雷丸各研成极细末，然后以5∶2∶2的比例混合，搅匀后取药粉15～20克，与雪花膏80～85克混合，制成15%～20%的药物雪花膏。

【制用法】　每晚睡前，用硫黄皂清洗面部，然后外搽，翌晨洗去。20日为1个疗程，可连用2～3个疗程。

【功　效】　除湿解毒。主治酒渣鼻。

【备　注】　初用本药数日，皮损症状可能加重，以后逐渐好转，乃至痊愈。由于百部、苦参、雷丸混合药粉不但可杀毛囊虫，且具有除湿解毒作用，所以酒渣鼻合并化脓者亦可应用。

方二

【配　方】　密陀僧适量。

【制用法】　上药研细末，以人乳调匀搽患处。

【功　效】　燥湿，杀虫，解毒，收敛。主治酒渣鼻。

方三

【配　方】　生黄节、生麻黄根各80克，白酒1500毫升。

【制用法】　前2味药切碎，用水冲洗干净，放入干净铝壶中，加入白酒，加盖，用武火煎30分钟后，置于阴凉处3小时，用纱布过滤，滤液装瓶备用。早晚各服25毫升，10日为1个疗程。

【功　效】　宣散郁热，以化滞血。主治酒渣鼻。

【备　注】　一般服药5～8日后，患部出现黄白色分泌物，随后结痂、脱落，局部变成红色，20～30日后，皮肤逐渐变为正常，其他症状随之消失。

方四

【配　方】　博落回茎（干品）50克，95%酒精100毫升。

【制用法】　博落回以农历9月采者为佳，洗净，切碎，晒干，入酒精中浸泡5～7日备用。每次涂抹患处1分钟，每日2～3次，15日为1个疗程。

【功　效】　消肿解毒，杀虫止痒。主治酒渣鼻。

【备　注】　博落回为罂粟科植物博落回的根或全草，能消肿解毒，杀虫止痒。

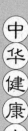

烂脚丫

烂脚丫又称脚湿气、足癣，是由真菌引起的脚部皮肤发炎，主要症状为脚趾间潮湿、糜烂，甚则出现溃疡。中医学认为其多由湿热下注，或久居湿地染毒所致。

方一

【配　方】　腊梅树鲜叶（嫩叶更佳）100 克，60%酒精适量。

【制用法】　将腊梅树叶洗净，剪碎，装入干净瓶内，然后加入 60%酒精300 毫升，密盖，浸泡 7~8 日左右，用消毒纱布过滤，然后将滤液装瓶密盖备用。嘱患者临睡前用温水将烂脚趾洗净，然后用消毒棉签蘸取药液，涂擦在烂脚缝内，最好 1 日用药 1~3次，直至痊愈。

【功　效】　理气止痛，散寒祛湿。主治烂脚丫。

方二

【配　方】　米醋 1000 毫升。

【制用法】　将醋倒入盆内，加水 500 毫升。浸泡或浸洗，每日 2 次，每次1 小时。

【功　效】　消炎杀菌。主治足癣、湿疹等。

方三

【配　方】　椰子壳适量。

【制用法】　取椰子壳半边，与小锡碗对扣在一起，接缝处以黄泥封固，椰壳置火炭燃烧十余分钟，使椰壳被烧出一小穴，然后将椰壳及黄泥去掉，锡碗内即有椰油。用时把足洗净、拭干，以鸡毛蘸油涂患处，干了再涂，隔日再涂 2 次。当椰油涂到烂趾时，有疼痛感，患部呈黄色，后脱一层皮即愈。

【功　效】　清热利湿。主治足癣及趾部溃烂。

方四

【配　方】　陈高粱（5 年以上者）适量。

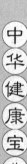

【制用法】　将陈高粱焙黄研为细末。干涂患处。

【功　效】　温中，燥湿。主治足癣。

方五

【配　方】　盐3000克。

【制用法】　蒸热倒在布上。将足裹紧，以足踏盐，令脚心热，以踏至盐不热为度。每晚1次。

【功　效】　凉血解毒。主治足癣。

荨麻疹

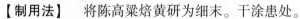

　　荨麻疹俗称风疹块，中医上称瘾疹，是一种常见的过敏性皮肤病，初起皮肤瘙痒，抓后皮肤即发生大小不等之风团，剧烈瘙痒，此起彼伏，骤起骤消，甚至累及黏膜，出现腹痛、腹泻、喉头水肿等症状。中医学认为，风、寒、热、虫、气血不足等均可引发此病。

方一

【配　方】　白僵蚕、荆芥穗各10克，蝉蜕5克。

【制用法】　水煎，每日分2次服。

【功　效】　清热止痒。主治荨麻疹、皮肤瘙痒。

方二

【配　方】　黄芪、地肤子各30克，肉桂、制附子各6克，党参、白术、茯苓、赤芍、白芍、当归各12克，熟地黄15克，川芎、乌梢蛇、炙甘草各9克。

【制用法】　上方水煎，每日1剂，分早晚2次服。服药5剂后症状减轻者，与药症相符，可继续服；反之，则为本方力所不及。

【功　效】　清热，散风，止痒。主治荨麻疹。

方三

【配　方】　芝麻根1握。

【制用法】　洗净后加水煎。趁热烫洗。

【功　效】　清热，散风，止痒。主治荨麻疹。

方四

【配　方】　韭菜 1 把。

【制用法】　将韭菜放火上烤热。涂擦患部，每日数次。

【功　效】　清热，散风。主治荨麻疹。

方五

【配　方】　白酒 100 克，生艾叶 10 克。

【制用法】　上药共煎至 50 克左右，顿服。每日 1 次，连服 3 日。

【功　效】　清热散风，止痒。主治荨麻疹。

方六

【配　方】　活蟾蜍 3~4 只。

【制用法】　蟾蜍去内脏，洗净后放入砂锅内煮极烂，用纱布过滤去渣，留汤备用。搽洗患处，每日 3~4 次。

【功　效】　解毒，消肿，止痛。主治荨疹性荨麻疹。

【备　注】　本药有毒，不可内服。

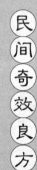

带状疱疹

　　带状疱疹，中医学也叫腰火丹、缠腰龙、蜘蛛疮。是由水痘-带状疱疹病毒所引起的一种急性疱疹性皮肤病。其临床特点为数个簇集水疱群排列成带状，单侧分布，伴有明显的神经痛，可发生于任何部位，多见于腰部。中医学认为，本病多由情志内伤、肝郁气滞、日久化火而致肝胆火盛，外受毒邪而发。

方一

【配　方】　新鲜马齿苋 100 克。

【制用法】　将新采的鲜马齿苋洗净，切碎，捣成糊状涂敷患处，每日换 1~2 次。如已破溃，则用野菊花煎汤洗净后再敷药。对热毒疮疡，内服外敷均佳。

【功　效】　清热解毒，凉血消肿。主治带状疱疹。

【加　减】　已破溃者，加黄连粉 10 克同敷。

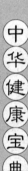

【备　注】　疱疹切勿刺破，以防继发感染。

方二

【配　方】　新鲜仙人掌、粳米粉、米泔水各适量。

【制用法】　仙人掌去针及茸毛，切片，捣烂，再加入粳米粉和米泔水适量。捣和均匀使其呈胶状以备用。用时将已制好的胶状物敷于患处，外盖油纸，用绷带包扎固定。每隔 3～4 小时换药1 次。

【功　效】　除痒止痛。主治带状疱疹。

【备　注】　仙人掌清热解毒，一般 1～4 日即结痂痊愈。

方三

【配　方】　杉木炭（或松毛灰）若干，冰片少许，麻油适量。

【制用法】　将杉木炭研细，加冰片，用麻油调成糊状。以棉签或毛笔蘸敷患处。每隔 2～3 小时局部干燥即搽敷 1 次。

【功　效】　除痒止痛。主治带状疱疹。

方四

【配　方】　马齿苋 60 克，大青叶、蒲公英各 15 克。

【制用法】　先将上药用水浸泡 30 分钟，再煎煮 30 分钟，每剂煎 2 次，将2 次煎出的药液混合，每日 1 剂，早晚各服 1 次。

【功　效】　清肝火，利湿热。主治带状疱疹。

方五

【配　方】　蜂胶 15 克，95%酒精 100 毫升。

【制用法】　将蜂胶加入酒精内，浸泡 7 日，不时振摇，用定性滤纸过滤后即得蜂胶酊。使用时用棉签蘸蜂胶酊涂患处，每日 1 次。涂药期间注意保持局部皮肤干燥。

【功　效】　解毒，燥湿，止痛。主治带状疱疹。

方六

【配　方】　蜈蚣适量。

【制用法】　将蜈蚣置于瓦片上，以文火焙干，研为细粉，加少许香油调成糊状，备用。用时涂搽患处，一般每日 3～5 次。

【功　效】　解毒，镇痛。主治带状疱疹。

方七

【配　方】　活地龙（即蚯蚓）2 克，鲜韭菜根 30 克。

【制用法】　将上 2 味洗净，捣烂，加少量香油调拌均匀，置瓶内放阴凉处备用。使用时取其液涂患处，每日 2 次，外用纱布固定。

【功　效】　清热凉血，解毒止痛。主治带状疱疹。治愈后局部不留瘢痕，无毒性及不良反应。

银屑病

　　银屑病俗称牛皮癣，是一种非感染性的红斑鳞屑性慢性皮肤疾病。为皮肤科难治病之一。病程漫长，难治愈且易复发，有的病例几乎终身不愈。银屑病的病因尚不明确，但大量研究表明涉及到环境因素刺激、免疫介质异常、内分泌因素甚至精神因素等方面。无传染性，但有遗传性。根据临床特征，该病分为寻常型、脓疱型、渗出型、关节炎型、红皮型五种。

　　寻常型早期为冬发夏愈或冬重夏轻，后期无规律性；分布于头皮及四肢伸面间，或仅见于头皮或四肢屈面；损害为皮肤表面带白色墓底呈红色丘疹，渐可融合成片，边缘明显，上覆多层银白色鳞屑，刮去有发亮薄膜，抓之有点状出血；皮损形态有点滴状、钱币状、盘状、地图状等，皮损活动有进行期、静止期、退行期；慢性易复发，组织病理有诊断价值。脓疱型多发生于手掌足拓，严重者可波及全身；皮肤损害为脓疱，指甲病变较常见；可先有寻常型或伴有关的全身症状。渗出型皮肤损害同寻常型，但炎症明显而有渗液和结痂，多伴有关节病变。关节炎型多侵及小关节，间或侵及肘膝等大关节，颇似类风湿性关节炎，重者发生关节僵硬；虽有上述皮肤损害，但以渗出型和脓疱型多见。红皮病型病损表面受刺激或处理不当，可发展为其他型。

方一

【配　方】　生地、丹皮、紫草、双花、知母各 15 克，赤芍 9 克，土茯苓、生薏仁、生石膏各 30 克，蛇蜕 12 克，黄连、荆芥炭、生甘草各 6 克。

【制用法】　每日 1 剂，水煎服。

【功　效】　清热解毒，凉血利湿。主治银屑病。

方二

【配　方】　生地、熟地各 20 克，何首乌、银花藤、赤芍、川牛膝、当归

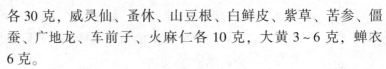

各 30 克，威灵仙、蚤休、山豆根、白鲜皮、紫草、苦参、僵蚕、广地龙、车前子、火麻仁各 10 克，大黄 3～6 克，蝉衣 6 克。

【制用法】 每日 1 剂，水煎 3 次，分次服。90 剂为 1 个疗程。或制丸服。进行期服汤剂，静止期服丸剂。

【功　效】 清热解毒，滋血熄风。主治银屑病。

方三

【配　方】 柴胡、葛根、玄参、双花、连翘、山甲、茵陈、苦参、黄柏、蒲公英、地丁各 15 克，桔梗、赤芍各 12 克，理石 25 克，生草、白芷、川芎各 10 克，川军 5 克，

【制用法】 每日 1 剂，水煎服。

【功　效】 解肌表邪气。主治银屑病。

方四

【配　方】 白花蛇舌草、乌梢蛇各 60 克，三七粉、苦参各 50 克，白鲜皮、土槿皮、赤芍、丹参、当归各 30 克。

【制用法】 将上药共研为细末，装入 0.3 克胶囊。用药头 3 日每日 1 粒，用药第 4～6 日，每日 3 次，每次 2 粒，以后为每日 3 次，每次 2 粒，均为饭后服用。20 日为 1 个疗程。

【功　效】 清热解毒，凉血活血。主治银屑病。

五官科疾病

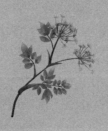

口腔溃疡

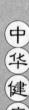

口腔溃疡，俗称口疮，是一种发生在口腔黏膜的较为常见的溃疡性损伤病症，唇内侧、舌头、舌腹、颊黏膜、前庭沟、软腭等部位均可能发生。症状为口腔黏膜上有圆点形溃疡，发作时会有剧烈疼痛，局部有灼痛感，严重时会影响到饮食、说话，还可能并发口臭、慢性咽炎、头痛、乏力、发热等症状。中医学认为该病病因是燥、火两邪，燥邪干涩，易伤津液，火为阳邪，其性炎上，津伤火灼，口疮乃发。

方一
【配　方】　生蒲黄 10 克。
【制用法】　将消毒棉签用水浸湿后，蘸上生蒲黄涂在口腔溃疡面上，每日 3 次。
【功　效】　活血消炎，生肌敛疮。主治口腔溃疡。

方二
【配　方】　干地黄、麦冬各 15 克，熟地黄、天门冬各 12 克，黄芩、石斛各 10 克，茵陈、枇杷叶、甘草各 9 克，枳壳、黄连、桔梗各 6 克。
【制用法】　每日 1 剂，水煎，分 2 次服。小儿量酌减。
【功　效】　滋阴生津，清热解毒。主治偏热型口腔溃疡。

方三
【配　方】　仙鹤草根（干）30 克。
【制用法】　将上药加水煎 15 分钟，漱口内服，每日 2 次。5 日为 1 个疗程，或以上药研末吹入口腔内，每日 4~5 次，3 日为 1 个疗程，适用于小儿和不愿口服药物者。
【功　效】　抗菌消炎，镇痛，止血。主治口腔溃疡。

方四
【配　方】　吴茱萸适量。

【制用法】　上药研为细末，用醋调如糊状，纱布包之，敷双足涌泉穴。
24 小时后取下。

【功　效】　温中，祛寒，开郁。主治口腔溃疡。

方五

【配　方】　女贞嫩叶 3~4 片或适量。

【制用法】　上药用凉开水洗净，嚼烂含 5 分钟咽下，每日 3 次；或上药适
量捣烂取汁，药棉浸汁后敷于溃疡上，10 分钟后除去，每日 3
次。均连用 3 日。

【功　效】　消炎消肿，祛瘀散结，生肌止痛，收敛防腐。主治复发性口
腔溃疡。

方六

【配　方】　生黄芪 25 克，粉青黛 6 克，蒲公英、麦冬、北沙参、玄参各
12 克，淮山药、生地各 15 克，白术 10 克。

【制用法】　水煎服，每日 1 剂，分 2 次服。

【功　效】　滋阴降火，清热解毒，托疮生肌。主治复发性口腔溃疡。

方七

【配　方】　生地 8 克，莲子心、甘草各 6 克。

【制用法】　水煎服，每日 1 剂，连服 7 日。

【功　效】　滋阴泄火。主治阴虚火旺引起的口腔溃疡。

方八

【配　方】　人参 9 克，茯苓、干姜、炙甘草各 6 克。

【制用法】　每日 1 剂，水煎服。

【功　效】　利水渗湿，补气健脾。主治顽固性口腔溃疡。

方九

【配　方】　当归、黑豆各 15 克，鸡蛋 1 个。

【制用法】　每日 1 剂，加水 200 毫升煎煮至黑豆烂为止，连同黑豆、鸡蛋
1 次温服。

【功　效】　补血益气，消肿止痛，活血化瘀。主治口腔溃疡。

方十

【配　方】　吴茱萸、胆南星、大黄按 4：1：2 配方，陈醋适量。

【制用法】　上药共研细末，与陈醋调成糊状，待患儿睡熟后敷于两足心，
外加纱布包扎，12 小时后除去。

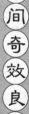

民间奇效良方

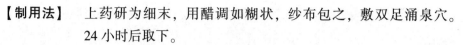

【功　效】　清热燥湿，泄火解毒，引火归元。主治小儿口腔溃疡。

方十一
【配　方】　羊肉 120 克，绿豆 30 克，生姜 5 克，大枣 10 枚。
【制用法】　每日 1 剂，加水适量炖烂服。
【功　效】　温阳健脾，甘寒解毒。主治复发性口腔溃疡。

方十二
【配　方】　茵陈蒿 30 克。
【制用法】　上药以 250 毫升开水浸泡取液，轻者每日漱口数次，重者代茶
　　　　　　饮，每日 3~4 次。
【功　效】　清热泄火。主治单纯性口腔黏膜溃疡。

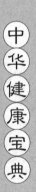

牙　痛

　　牙痛是指因各种原因引起的牙齿疼痛，是常见的口腔疾病之一。主要
症状为牙龈红肿、遇冷热刺激痛、面颊部肿胀等。牙痛大多由牙龈炎和牙
周炎、龋齿（蛀牙）或折裂牙而导致牙髓（牙神经）感染引起。中医学认
为牙痛由外感风邪、虚火上炎、胃火上蒸、虫蚀牙齿等所致。

方一
【配　方】　虎杖 25 克，生甘草 5 克，75% 酒精 500 毫升。
【制用法】　将前 2 味药浸入酒精中 15 日，滤去药渣，装瓶备用。用药棉
　　　　　　签蘸药液，搽在患牙局部。一般涂搽 1~6 次即可见效。
【功　效】　清热解毒，散瘀定痛。主治牙痛。

方二
【配　方】　芒硝 50 克，樟脑 10 克，冰片 5 克。
【制用法】　上药经乳钵研细末，过 90 目筛后混匀，装瓶密封备用。使用
　　　　　　前先用棉签蘸盐水清理病灶，若遇牙石过硬，可用光刀刮净，
　　　　　　然后取棉签蘸药末涂患处。若有溃疡面，可直接涂药；若有
　　　　　　化脓灶或红肿，用三棱针点刺放血或排脓后再涂药。

【功　效】醒神泄火，清热止痛。主治各类牙痛。

方三
【配　方】冰片、樟脑各等份。
【制用法】上药混合研细末，入瓶内贮存备用。在患牙处放少许药末，令患者吸气，敏感者即可止痛。
【功　效】开窍醒神，清热止痛。主治早期风火、虚火牙痛。
【备　注】本方对牙龈化脓者无效。

方四
【配　方】五倍子15克。
【制用法】煎浓汁含漱口，每日数次。
【功　效】敛肺降火，收湿敛疮。主治虫牙痛。

方五
【配　方】拳参适量。
【制用法】将1片拳参放在牙痛部位，用牙咬住，20分钟左右开始起效。
【功　效】清热解毒，镇痛凉血。主治各种类型牙痛，对龋齿性牙痛效果尤佳。
【备　注】拳参为蓼科植物拳参的根茎，味苦，性微寒，有小毒，能清热解毒，凉血止血。内用、外用都要遵医嘱。无实火热毒者不宜服用；阴证外疡忌服。

方六
【配　方】生地黄、生石膏各20~30克，知母、麦冬、白芷、牛膝各10克，连翘、赤芍、两面针各12克，甘草6克。
【制用法】每日1剂，水煎服。
【功　效】滋阴清火，祛风止痛。此方治疗牙痛效果较好。

方七
【配　方】大黄5~8克，蜈蚣1条。
【制用法】将上2味共研成细粉，倒入温开水冲服，1次服完。孕妇不可服用。
【功　效】泄火解毒。主治牙痛，尤其适用于胃火牙痛。

方八
【配　方】花椒15克，白酒50克。
【制用法】将花椒泡在酒内10~15日，过滤去滓。用棉球蘸药酒塞于蛀孔内可止痛。一般牙痛用药酒漱口亦有效。

【功　效】　消炎镇痛。主治虫蛀牙痛。

方九

【配　方】　荜茇、冰片、细辛各3克，高良姜、延胡索各9克，檀香6克。

【制用法】　上药共研极细末，装入胶囊内，每粒0.25克，每日服3次，每次0.5克（成人）。

【功　效】　行气活血，麻醉止痛。此方治疗各类牙痛效果较好。

方十

【配　方】　黑豆、黄酒各适量。

【制用法】　以黄酒煮黑豆至稍烂。取其液漱口多次。

【功　效】　消肿止痛。主治热盛引起的牙痛、牙龈肿痛。

方十一

【配　方】　蒜瓣芯（独头蒜为佳）15～20个，升汞末适量。

【制用法】　将蒜瓣芯捣烂，与升汞末混合成糊状，纳入杏核壳内，以杏核壳装满为度，倒扣敷于手合谷穴处，用胶布固定以防脱落。右侧牙痛贴左手合谷，左侧牙痛贴右手合谷。忌用金属器皿置药。

【功　效】　杀菌抑菌，清热退火。主治牙痛。

方十二

【配　方】　玄明粉30克。

【制用法】　取上药适量置于牙痛处，上下牙轻度咬合，用口涎含化，后将药液吞服，连续使用。

【功　效】　润燥软坚，清热消肿。主治牙痛，一般30分钟可止痛。

方十三

【配　方】　红大戟、薄荷各10克，生地15克。

【制用法】　上药水煎弃渣，待凉后含漱，不咽服。

【功　效】　疏风清热，消肿散结。主治风火牙痛。

【备　注】　红大戟因其有毒，故仅用含漱，既可避免内服中毒，又可使药性直达病所，止痛消肿。

方十四

【配　方】　鲜丝瓜500克，鲜姜100克。

【制用法】　将鲜丝瓜洗净，切段，鲜姜洗净，切片，2味加水共煎煮3小

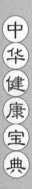

时，每日饮汤 2 次。

【功　效】　清热，消肿，止痛。主治牙龈肿痛、口干鼻涸、鼻膜出血（流鼻血）。

方十五

【配　方】　毛茛 10~20 克。

【制用法】　取毛茛鲜叶洗净后捣烂如泥，用鱼纱布包绞取汁，将脱脂棉浸药汁，填敷患处。或用毛茛鲜叶 2~4 克，洗净后捣烂如泥，清洁口腔及患部牙缝中的积垢，将药泥填敷龋齿孔洞中，待流涎水、牙痛症状完全消失后，清除药渣，用水漱口。

【功　效】　消炎杀菌，消肿止痛。主治牙痛（除齿槽胀肿、牙髓炎外）。

【备　注】　毛茛，别名老虎脚迹草，为毛茛科植物毛茛的全草，有毒，一般外用，不内服，使用时应注意严格控制用量，不宜较长时间使用。

方十六

【配　方】　皂角子、醋各适量。

【制用法】　将皂角子研为细末，分 2 份，用棉花裹药末如弹子大，用醋煮热，交替熨患处，每日熨 3~5 次。

【功　效】　杀虫止痛。主治风火牙痛。

方十七

【配　方】　公丁香 10 粒。

【制用法】　上药研细末贮瓶备用。牙痛时将药末纳入龋齿内或牙隙处。

【功　效】　温中降逆，散寒止痛。主治各种牙痛，一般数秒钟即止痛，重者可连续使用 2~3 次。

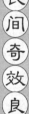

牙周炎

牙周炎是一种牙周支持组织遭到破坏产生的慢性炎症，通常是长期存在的慢性牙龈炎向深部牙周组织扩散引发的，由于早期无症状或症状不明显，往往被忽视，症状出现时病情较重，甚至会导致牙齿无法保留。牙周炎初期只会出现继发性牙龈出血或口臭等症状，随着炎症扩散，会产生牙周袋、牙周溢脓、牙齿松动等症状，还可能出现体温升高、全身不适等症状。中医学认为牙周炎与肾、脾、胃相关，外邪侵入，免疫力降低可致发病。

方一

【配　方】　老月黄10克，雄黄5克。

【制用法】　上药共研细末，装瓶备用。在患处搽少许即可。

【功　效】　清热止痛，祛风散肿。主治牙周炎。

【备　注】　月黄即藤黄。雄黄能燥湿杀虫。二药使用时应注意勿口服。

方二

【配　方】　生地、连翘各12克，丹皮、升麻、当归、大黄各10克，黄连、竹叶各6克，生石膏30克（先下），天花粉15克。

【制用法】　每日1剂，水煎，分2次服。

【功　效】　清热止痛。主治急性牙周炎。

方三

【配　方】　滑石粉18克，甘草粉6克，朱砂面3克，雄黄、冰片各1.5克。

【制用法】　共研为细面，早晚刷牙后撒患处；或以25克药面兑60克生蜜，调和后早晚涂患处。

【功　效】　清热解毒，消肿止痛，化腐生肌，收敛止血。主治慢性牙周炎。

方四

【配　方】　细辛6克，生甘草5克，川芎10克，白术、川椒各12克，白芷、生地各15克。

【制用法】　每日1剂，加清水500毫升，煎至200毫升，分多次服。咽服前含漱药液5~10分钟。

【功　效】　祛风，散寒，镇痛。主治牙周炎。

方五

【配　方】　桃树皮、柳树皮各4克，白酒适量。

【制用法】　砂锅内放入白酒，以文火煎煮桃树皮、柳树皮，趁热含酒液漱口。当酒液含在口中凉后即吐出，每日漱数次。

【功　效】　清热止痛，祛风散肿。主治风火牙痛和牙周发炎。

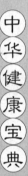

中华健康宝典

方六

【配　方】　五谷虫 20 只，冰片 0.3 克。

【制用法】　将五谷虫以油炙脆，与冰片共研细末，装瓶备用。温水漱口，
药棉拭干，将药末撒于齿龈腐烂处，每日 5~6 次。

【功　效】　清热解毒，祛腐敛疮。主治牙周炎（牙瘀），一般 24~48 小时
可愈合。

耳鸣、耳聋

　　耳鸣是指患者自觉耳内或头部有声音，如蝉鸣声、轰鸣声、嘶嘶声、
铃声、振动声等。耳鸣呈间歇性或持续性发作，响度不一，越是安静，感
觉鸣音越大。耳聋是指不同程度的听力减退，甚至消失。轻者在近距离或
加大音量后可以听清，重者则听不到任何声音。耳鸣发作时常伴有耳聋，
耳聋也可由耳鸣发展而来。二者临床表现和伴发症状虽有不同，但在病因
病机上却有许多相似之处，耵聍栓塞、咽鼓管阻塞、鼓室积液、耳硬化症
等耳病均可引起耳鸣和耳聋。此外，中医学认为耳鸣多由暴怒、惊恐、胆
肝风火上逆，以至少阳经气闭阻所致，由外感风邪，壅遏清窍，或肾气虚
弱，精气不能上达于耳而成，或耳内作痛。

方一

【配　方】　白果 10 克，枸杞子 30 克。

【制用法】　水煎服，每日 2~3 次。

【功　效】　滋补肝肾，补气益精。主治耳鸣。

方二

【配　方】　石菖蒲 60 克，生甘草 10 克。

【制用法】　每日 1 剂，水煎，分 2 次服。病久者同时服六味地黄丸或汤剂。

【功　效】　醒神开窍，补气健脾。主治耳鸣。

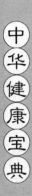

方三

【配　方】　地骨皮 15 克，五倍子 7.5 克。

【制用法】　上药研为细末。每用少许，掺入耳中，1 日 2~3 次。

【功　效】　清热收敛，聪耳。主治耳聋。

方四

【配　方】　丹参 20 克，川芎 15 克，赤芍 12 克，郁金、佛手、菖蒲（后下）、远志、地龙各 10 克。

【制用法】　每日 1 剂，水煎服。10 日为 1 个疗程。

【功　效】　活血化瘀，理气开窍。主治突发性耳聋。

方五

【配　方】　金银花 30 克，生地、连翘各 15 克，薄荷、菊花、蝉蜕、川芎、当归、白芍各 10 克，甘草 6 克。

【制用法】　每日 1 剂，水煎，分 5~6 次服。

【功　效】　清热解毒，疏风散热，消痈散结，疏肝理气。主治神经性耳鸣。

方六

【配　方】　当归、细辛、川黄、防风、附子、白芷各 15 克。

【制用法】　上药共研为细末，以鲤鱼脑髓 30 克加水合煎 3 次。取 3 次所煎药液混合浓缩至膏状，备用。滴耳中，并以棉塞耳，每日 1 次。

【功　效】　祛风散瘀，通窍止鸣。主治耳鸣而聋。

方七

【配　方】　木槿花 10~15 朵，荠菜 50 克（鲜者加倍），黄砂糖 40 克，鸡蛋 4 个。

【制用法】　前 2 药加水 1000 毫升，文火煎沸 5 分钟，去荠菜，再将鸡蛋打入，蛋熟后加黄砂糖搅至溶化即可，趁热喝汤吃蛋，卧床休息。一般 1 次即可控制发作。

【功　效】　清热利湿，凉血解毒。主治内耳眩晕病。

方八

【配　方】　葛根 20 克，甘草 10 克。

【制用法】　将葛根、甘草水煎 2 次，每次用水 300 毫升煎 30 分钟，将 2 次所煎药液混合。分 2 次服。

【功　效】　补气生血。主治突发性耳聋。

方九

【配　方】 柴胡、牛蒡子、连翘、川芎、防风、山栀子、菊花各10克，
生地黄、黄芩各12克，赤芍、天花粉各15克，当归18克，
甘草3克。

【制用法】 每日1剂，水煎，分3次服。

【功　效】 清肝利胆，解毒开窍。主治耳鸣。

方十

【配　方】 菖蒲60克，猪肾1对，葱白1把，米90克。

【制用法】 菖蒲用米泔浸1宿，锉，焙，猪肾去筋膜，细切，葱白劈碎，
米淘，上4味以水1500毫升，先煮菖蒲，取汁1000毫升，去
滓，入后3味及五味做羹。如常法空腹食。

【功　效】 活血散风，通九窍，明耳目。主治耳聋。

方十一

【配　方】 泽泻50~70克，白术20~30克。

【制用法】 每日1剂，第1次加温水500~1000毫升，浸泡30分钟，用文
火煮沸15分钟，取药液；第2次再加水200~300毫升，用文
火煮沸10分钟取药液。合并2次药液，少量频服。呕吐剧者，
加姜半夏15克。

【功　效】 利水泄热，补气健脾。主治内耳眩晕症。

方十二

【配　方】 党参、黄芪各15克，丹参、黄精、首乌、骨碎补、补骨脂、
仙灵脾各12克，五味子、川芎各9克，灵磁石30克。

【制用法】 水煎服，每日1剂。

【功　效】 益气活血，补肾填精。主治神经性耳聋、老年性耳聋、药毒
性耳聋。

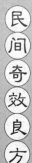

民间奇效良方

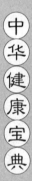

中耳炎

　　中耳炎是累及中耳（包括咽鼓管、鼓室、鼓窦及乳突气房）全部或部分结构的炎性病变。中耳炎可分为非化脓性及化脓性两大类，非化脓性中耳炎即分泌性中耳炎，化脓性中耳炎包括慢性化脓性中耳炎和急性化脓性中耳炎（即急性中耳炎）。中耳炎的类型不同，其症状也有所不同，分泌性中耳炎多表现为分泌血清状液体、耳痛、耳闷、耳堵、听力下降或耳鸣等；化脓性中耳炎多表现为耳痛，听力下降，耳道内流水、流脓甚至流血等，急性中耳炎患者发病时可导致高热、呕吐、腹泻等全身症状。中医称该病为"耳脓""耳疳"，因肝胆湿热，邪气盛行而致。

方一

【配　方】　鲜虎耳草、冰片各适量。

【制用法】　将虎耳草洗净晾干后捣烂，用纱布包裹绞拧取汁，加冰片溶解后备用。或用鲜虎耳草捣烂取汁，在每 100 毫升药汁中加入 75% 酒精 20 毫升，制成中耳炎药水。使用前用双氧水将患耳洗净，周围以 75% 酒精常规消毒，滴入上药水于患耳，每日 3~4 次。

【功　效】　祛湿消肿，凉血止血，清热解毒。主治中耳炎。

【备　注】　虎耳草为虎耳草科植物虎耳草的全草。

方二

【配　方】　黄连 8 克，冰片 2 克，硼酸 1.5 克。

【制用法】　将黄连捣烂，加水 50~80 克，浸泡煮沸 20~25 分钟，然后将剩余药品研碎倒入，将其均匀混合，过滤 3 次，放于消毒器内进行消毒。用时将耳内脓液擦拭干净，滴入 8 滴，每日 2 次。

【功　效】　清热解毒。主治急性中耳炎。

方三

【配　方】　新鲜桑叶数片。

【制用法】　上药洗净捣烂取汁，每次将桑叶汁滴入耳内 1~2 滴，每日 3
　　　　　次。一般 2~3 日即愈。

【功　效】　疏散风热，清肺润燥，平肝明目，凉血止血。主治化脓性中
　　　　　耳炎。

方四
【配　方】　鲜蒲公英全草。

【制用法】　上药用清水洗净晾干，剪成碎片，捣成糊状，用双层消毒纱
　　　　　布包住用力拧挤取汁，用干净器皿盛接。每天早午晚用滴管
　　　　　吸取药汁滴入耳孔。滴药前，先将耳道脓血消除干净。3~5
　　　　　岁每日用鲜蒲公英 3 株，6~10 岁每日用 5 株，10 岁以上每日
　　　　　用 7 株。

【功　效】　清热解毒，消肿散结。主治化脓性中耳炎。

方五
【配　方】　紫草 3 克，芝麻油 40 克。

【制用法】　将紫草用芝麻油炸过，待油变紫后滤取药油，装玻璃瓶备用。
　　　　　使用前用双氧水擦洗患耳，再用棉签擦干，滴入紫草油数滴，
　　　　　每日 2~3 次。

【功　效】　凉血活血，解毒透疹。主治急、慢性化脓性中耳炎。

方六
【配　方】　胡桃仁 5 个，冰片 5 克。

【制用法】　将胡桃仁加压挤油放在碗内，放入少许冰片浸泡令其溶解。
　　　　　用时将患耳清洗干净，用棉球擦拭干净，将此油滴于耳内，
　　　　　每日 2 次，10 日可愈。

【功　效】　清热解毒。主治急性化脓性中耳炎。

方七
【配　方】　猪胆 1 个，明矾 10 克，冰片 1.6 克。

【制用法】　将明矾捣烂放入猪胆内，烘干，研末，再将冰片研末混合，
　　　　　过滤。用时，先用清洗耳朵的双氧水清洗患耳，擦拭脓液，
　　　　　然后用细管将猪胆粉剂吹进耳内。每 3 日用药 1 次。

【功　效】　清热解毒，消肿止痛。主治化脓性中耳炎。

方八
【配　方】　马钱子 1 粒，茶油 50 克。

民间奇效良方

【制用法】　将马钱子捣碎，放入碗中，加入茶油，放在文火上炖数十沸即成。用前将脓耳揩拭干净，然后用药棉蘸马钱子油塞入耳中，早晚各换药 1 次。

【功　效】　通经止痛，解毒消肿。主治中耳炎。

方九

【配　方】　鲜凤尾草适量。

【制用法】　将鲜凤尾草洗净，晾干，捣烂取汁滴入耳内，每日数次。

【功　效】　清热解毒。主治急性中耳炎。

方十

【配　方】　黄连、黄柏各 3 克，枯矾 2 克，冰片 1.5 克，香油 100 克。

【制用法】　前 4 药研末，将香油煎开冷却 5 分钟，与上药末调匀成混合油剂，装瓶备用。用消毒棉签擦净患耳脓液，蘸取药油滴入患耳，每日 3 次，每次 2~3 滴。

【功　效】　泄火解毒，清热燥湿。主治中耳炎。

方十一

【配　方】　青黛、枯矾、炉甘石各 5 克，海螵蛸、黄连、龙骨、乳香、五倍子各 3 克，冰片 2 克。

【制用法】　上药研细末，装瓶备用。用双氧水清洗患耳拭干，吹入上药适量，每日 1 次。

【功　效】　清热解毒，清肝泄火。主治化脓性中耳炎。

方十二

【配　方】　枯矾 50 克，冰片 0.5 克。

【制用法】　研细，吹入耳内或用蒸馏水将其溶化，滴入耳内。

【功　效】　清热解毒，燥湿。主治慢性中耳炎。

方十三

【配　方】　麝香 1 克，75% 酒精 10 毫升。

【制用法】　将麝香溶于酒精内，贮瓶密封 7 日。用消毒棉签将耳内脓液拭净，用滴管吸取麝香酊滴入耳内 1~2 滴，将消毒棉球塞于外耳道。隔日 1 次。

【功　效】　开窍辟秽，通络散瘀。主治化脓性中耳炎。

方十四

【配　方】　生地、白芍、白术、大枣、磁石、生牡蛎、麦冬各 10 克，甘

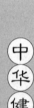

中华健康宝典

草 3 克，葱白 6 克。

【制用法】 每日 1 剂，水煎 2 次，分 2 次服。

【功　效】 健脾益气，养血和营，滋阴潜阳。主治慢性化脓性中耳炎。

鼻　衄

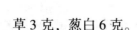

鼻衄，俗称鼻出血，是因生理因素、外伤和疾病引起的鼻腔毛细血管破裂而导致的出血症状，为临床常见的症状之一。引起鼻出血的原因很多，可因鼻腔本身疾病引起，也可因鼻腔周围或全身性疾病诱发。鼻出血的病因不同，其症状表现也各不相同，大多数的鼻出血为单侧出血，少数为双侧出血，呈间歇性或持续性出血，轻者仅鼻涕中带有血丝，重者会引发失血性休克。中医学认为，鼻衄的病因主要有三种，一是因肺热、胃热、心经热等外感热病引起；二是因饮食、情志失调，脏腑郁热所致；三是因脏腑虚，以致阴虚火盛，血热妄行，或阳虚气弱，阴血失于固摄所致。

方一

【配　方】 龙胆草 30 克。

【制用法】 每日 1 剂，水煎服。

【功　效】 清热燥湿，泄火利水。主治肝火亢盛之鼻衄。

方二

【配　方】 鲜藕 500 克。

【制用法】 将鲜藕洗净，捣烂取汁，每日数次饮用。

【功　效】 清热凉血。主治鼻衄。

方三

【配　方】 鲜大蓟根 50 克，鸡蛋 2 个。

【制用法】 同煮，每日 1 剂，连服 5~7 日。

【功　效】 凉血止血。主治鼻衄。

方四

【配　方】 白木槿花 10 克，生石膏、白砂糖各 30 克，白豆腐 250 克。

【制用法】 每日 1 剂。先煎生石膏，再入木槿花、白豆腐，文火煎至豆腐有小孔即入白砂糖，喝汤吃豆腐，宜冷服。

【功　效】 清热解毒，消肿利尿，止血凉血。主治鼻衄。

方五

【配　方】 地骨皮 50 克。

【制用法】 每日 1 剂，以沸水冲泡，代茶饮用。

【功　效】 清热，解毒，泄火。主治虚热鼻衄。

方六

【配　方】 白茅根适量。

【制用法】 上药研末，用淘米水调匀，药棉蘸药末填塞出血鼻腔。并用白茅根 40 克（鲜者 150 克），栀子 20 克水煎服。每日 1 剂。

【功　效】 清热凉血。主治鼻衄。

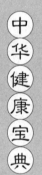

方七

【配　方】 鲜杜鹃花 50～80 克。

【制用法】 将杜鹃花加水 300～500 毫升，煎至 150～200 毫升，分 2 次服。

【功　效】 祛风，除湿，止血。主治鼻衄。

方八

【配　方】 生地黄 15 克，菊花 10 克，乌梅 2 枚，红糖（或白糖）40 克。

【制用法】 前 3 味药用沸水 500 毫升浸泡 15 分钟，或煮沸片刻，滤去渣加糖，可代茶频饮。每日 1 剂。

【功　效】 滋阴养血，疏风，清热解毒。主治鼻衄。

方九

【配　方】 鲜生地、鲜茅根各 50 克，鲜芦根 100 克。

【制用法】 每日 1 剂，水煎，分早午晚 3 次服。可酌加童便为引服之。

【功　效】 清热解毒，凉血止血，补血益气。主治鼻衄。

方十

【配　方】 鲜生地 8 克，鲜艾叶 7 克，鲜荷叶、鲜侧柏叶各 9 克。

【制用法】 将上述 4 味加水煎服。

【功　效】 清热凉血，止血。主治鼻衄。

方十一

【配　方】 鲜荷叶 5 张。

【制用法】　绞烂，取汁服用，或加水煎服。

【功　效】　凉血止血。主治鼻衄。

鼻息肉

　　鼻息肉是赘生于鼻腔或鼻窦黏膜上，突出于鼻窦黏膜表面的良性肿物，主要症状为鼻塞和鼻腔分泌物增多，有的患者会伴有面部疼痛或肿胀感、嗅觉减退或丧失。鼻息肉为鼻部常见疾病，好发于30~60岁的成年人，其中男性更为多见，可为单发性或多发性，多见于筛窦、上颌窦、中鼻甲、中鼻道等处。该病的发病机制尚不明确，治疗以手术、药物为主。中医学认为，该病多因肺经湿热、壅结鼻窍所致。

方一

【配　方】　乌梅（个大肉多者）适量，冰片少许。

【制用法】　将乌梅用清水浸透，把肉剥下，焙干研为极细末，加冰片混匀贮瓶备用。用时以消毒棉签或棉球蘸药末敷撒患处，每日3~4次，至息肉脱落为止。

【功　效】　敛肺涩肠，止痛抗炎。主治鼻息肉。

方二

【配　方】　煅硼砂15克，溏石灰、苦瓜蒂、胆矾、枯矾、硇砂、鹅不食草各10克，青盐、牙皂肉、冰片各6克，薄荷霜4克。

【制用法】　上药研成极细末装瓶备用。使用时以棉签蘸药粉塞鼻内，每日1~2次。

【功　效】　清热解毒，通鼻窍。主治鼻息肉。

民间奇效良方

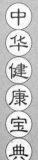

鼻疮、鼻炎

　　鼻疮是指发生于鼻窍中的一种湿疮，其症状表现为鼻塞、鼻分泌物增多、流涕、打喷嚏、鼻窍干燥疼痛，重者鼻外色红痛似火炙。中医学认为，鼻疮多由肺经雍热，上攻鼻窍，聚而不散所致。鼻炎是指鼻腔黏膜或黏膜下组织的炎症，其症状表现多为鼻塞、流涕、鼻痒、打喷嚏等。鼻炎因发病机制不同，可分为过敏性鼻炎、萎缩性鼻炎、药物性鼻炎和干燥性鼻炎。过敏性鼻炎多由花粉、尘螨等过敏原引起，萎缩性鼻炎多由维生素缺乏、内分泌紊乱等因素引起，药物性鼻炎多由长期使用雾化吸入药物或麻黄素等药物造成鼻肺反射引起，干燥性鼻炎多由空气过热或长期受粉尘的刺激等引起。鼻炎在中医上属于"鼻渊"的范畴，发病原因与肺、脾、肾三脏虚损有关。

方一

【配　方】　杏仁适量。

【制用法】　上药研末，用乳汁和敷患处。1~2次即愈。

【功　效】　润肠通便，通利肺气，润肺。主治鼻疮。

方二

【配　方】　芝麻油适量。

【制用法】　以芝麻油滴入每侧鼻腔3滴，每日3次。

【功　效】　清热润燥，消肿。主治各种鼻炎。

方三

【配　方】　黄芪20克，白术10克，苍耳子9克，防风、辛夷花各6克，炙甘草5克。

【制用法】　每日1剂，水煎服。伴头痛者，加白芷5克，蔓荆子9克。

【功　效】　益气固表，利尿消肿。主治过敏性鼻炎。

方四

【配　　方】　丝瓜藤 15 克，荷蒂 5 枚，金莲花 6 克，龙井茶 1.5 克。

【制用法】　每日 1 剂，水煎服。

【功　　效】　清气理鼻。主治慢性单纯性鼻炎或儿童鼻炎。

方五

【配　　方】　党参、白术、茯苓、薏米各 15 克，巴戟天 10 克，地龙、露蜂房、钩藤各 8 克，辛夷花（包煎）6 克。

【制用法】　每日 1 剂，水煎服。10 日为 1 个疗程。

【功　　效】　健脾益气，燥湿利水。主治过敏性鼻炎。

方六

【配　　方】　丝瓜藤（取近根部位）2~3 米，瘦猪肉 60 克，盐少许。

【制用法】　将丝瓜藤洗净，切成数段，猪肉切块，同放锅内加水煮汤，临吃时加盐调味。饮汤吃肉，5 次为 1 个疗程，用 1~3 个疗程。

【功　　效】　清热消炎，解毒通窍。主治慢性鼻炎急性发作、萎缩性鼻炎之鼻流脓涕、脑重头痛。

方七

【配　　方】　银花 20 克，苍耳子、连翘各 12 克，辛夷花、炒山栀、黄芩、炒杏仁、桔梗、野菊花各 10 克，白芷、薄荷各 6 克，葱白带须 3 根。

【制用法】　水煎服，每日 1 剂。

【功　　效】　清肺，消炎，通窍。主治急、慢性鼻炎。

方八

【配　　方】　绿豆、防风、石菖蒲各 15 克，淡豆豉 20 克，生甘草、辛夷各 10 克，细辛 3 克。

【制用法】　水煎，每日服 1 剂。

【功　　效】　散寒除浊，开达肺窍。主治过敏性鼻炎。

方九

【配　　方】　黄连、黄柏、姜黄、黄蜡各 10 克，当归 17 克，生地 33 克，麻油 40 克。

【制用法】　除黄蜡外，余药用麻油文火炸枯，过滤去渣，加黄蜡微火熔化尽，待冷装瓶备用。使用前以温开水擦净鼻腔后，用消毒

民间奇效良方

棉签蘸膏少许外涂，每日 3~4 次。

【功　　效】　泄火解毒，清热燥湿。主治鼻前庭炎。

方十

【配　　方】　硫黄 80 克，雄黄 20 克，樟丹 10 克，白凡士林 200 克。

【制用法】　前 3 味药共研细末，入凡士林中调匀。使用时用消毒棉签蘸药膏适量涂布于疮面上，可沿鼻小柱上端，右鼻孔逆时针、左鼻孔顺时针方向旋转涂布，涂药时尽量不要深及鼻腔黏膜，否则会因刺激产生不适。每日 1~2 次。重症 3~5 次，轻症 2~3 次可痊愈。

【功　　效】　解热燥湿，祛风拔毒。主治鼻前庭炎。

方十一

【配　　方】　辛夷花、薄荷、白芷、桔梗各 6 克，苍耳子、桑叶、菊花各 9 克，金银花、连翘各 12 克，升麻、荆芥穗、甘草各 3 克。

【制用法】　水煎服，每日 1 剂。

【功　　效】　清热消炎，散风寒。主治鼻炎。

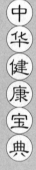
鼻窦炎

　　鼻窦炎是一种发生在上颌窦、筛窦、额窦和蝶窦等部位的化脓性炎症，其中以上颌窦炎和筛窦炎最常见，常与鼻炎同时发生。该病发病率较高，可发生在一个鼻窦，也可几个鼻窦同时发生炎症。鼻窦炎常由感冒引起，分为急性和慢性两大类，急性鼻窦炎多由上呼吸道感染引起，其症状表现为发热、全身不适等，局部症状有鼻塞、头痛、流脓涕和嗅觉减退等；反复发作的急性鼻窦炎如果没有彻底治愈，将慢慢形成慢性鼻窦炎，其症状表现为经常性的头胀、头昏、记忆力减退、注意力不集中等，发病率相对更高。中医学认为，鼻窦炎属于"鼻渊"的范畴，多因外感风火热毒内袭，阻于鼻窍，气血不畅所致。

方一

【配　方】　白芷 50 克。

【制用法】　将白芷研成细粉，每剂 2 克，另取少许吹入鼻内，每日 3 次。

【功　效】　祛风胜湿，消肿排脓。主治急性鼻窦炎。

方二

【配　方】　生石膏 30 克，桑叶 12 克，银花、连翘、黄芩、山栀、合欢皮各 10 克，葛根 6 克，陈皮 5 克，甘草 3 克。

【制用法】　每日 1 剂，水煎服。

【功　效】　清热排脓。主治郁热型化脓性鼻窦炎。

方三

【配　方】　藿香 30 克，苍耳子 10 克，鲜猪苦胆汁 30～50 毫升。

【制用法】　将前 2 味加水 200 毫升，文火煎 15～20 分钟取药液，加入鲜猪苦胆汁拌匀，分早晚 2 次服。一般 3～5 剂头痛止，诸症消失。可再服 5～10 剂巩固疗效，复发者甚少。

【功　效】　祛风散寒，通鼻窍，祛风湿。主治副鼻窦炎。

方四

【配　方】　辛夷花、蔓荆子、粉葛根、苍耳子各 10 克，黄芩 6 克。

【制用法】　每日 1 剂，水煎服。

【功　效】　通鼻窍，温通脉络，疏风清热，清利头目。主治鼻窦炎。

方五

【配　方】　白芷、黄芩各 30～60 克。

【制用法】　每日 1 剂，水煎，早晚分服。兼头痛者，加葛根 20～30 克；鼻塞流涕者，加苍耳子 9～10 克；舌红绛者，加赤芍 9～15 克；舌紫暗或有瘀点者，加川芎 9～15 克。

【功　效】　散风除湿，通窍止痛，清热解毒。主治额窦炎。

方六

【配　方】　鲜大蓟根 90 克，鸡蛋 2～3 个。

【制用法】　将上 2 味洗净，加水同煮，鸡蛋熟后去壳再入锅煮 10 分钟，吃蛋喝汤。每日 1 剂。忌食辛辣等刺激性食物。

【功　效】　滋阴润燥，祛瘀消肿。主治副鼻窦炎。

民间奇效良方

方七

【配　方】　干丝瓜蒂 5 个。

【制用法】　将丝瓜蒂烧炭，研为细末，用白酒冲服。每日 2 剂，连服 10 日。

【功　效】　杀虫，消肿。主治急性鼻窦炎。

方八

【配　方】　丝瓜花 30 克，辛夷花 10 克。

【制用法】　将上 2 味分 3 剂，分别放入杯中，用沸水冲泡，代茶饮用。每日 3 杯。

【功　效】　清热解毒，祛风通窍。主治鼻窦炎。

方九

【配　方】　芙蓉叶、香白芷、辛夷花各 15 克，细辛 3 克，冰片 1 克。

【制用法】　上药共研细末和匀，贮瓶备用，勿泄气。使用前用药棉签将患侧鼻腔内的涕液拭干净后，取上药末适量吹入患侧鼻腔内，或用鼻吸入，每日 3 次，每次吹 2~3 下。

【功　效】　解毒消肿，散风寒，通鼻窍。主治急、慢性鼻窦炎。

方十

【配　方】　蜂蛹 40 只，高粱酒 1000 克。

【制用法】　将蜂蛹与酒置密闭容器中浸泡 1 个月后，过滤弃渣，取药酒装瓶备用。每日饮 3 次，每次 3 毫升，饭后服。20 日为 1 个疗程。

【功　效】　祛风，解毒，杀虫。主治慢性鼻窦炎。

方十一

【配　方】　半夏、天麻、苍耳子、白芷、元胡、生甘草各 10 克，生白术、黄芪各 15~30 克，细辛 4 克，黄芩 12 克，鱼腥草 30 克，川芎、连翘、丹参、牛膝、生白芍各 15 克，辛夷、藿香各 6 克。

【制用法】　每日 1 剂，水煎服。儿童酌减。

【功　效】　化痰清热，益气活血。主治鼻窦炎。

咽 炎

　　咽炎是发生于咽部黏膜、黏膜下组织的一种非特异性炎症，由细菌、病毒感染等因素引起。该病既可单独存在，又可与鼻炎、扁桃体炎及喉炎并存，并可能是某些疾病的前驱症状。根据病程的长短和病理改变性质的不同，咽炎可分为急性咽炎和慢性咽炎，临床症状多表现为咽干、瘙痒、灼热、疼痛，有粗糙感及异物感，并伴随不同程度的咳嗽、咳痰，严重者可出现耳痛、头痛、四肢酸痛、发热等症状。在中医学中，咽炎属"喉痹"范畴，多由素体肺肾阴虚，或风热喉痹反复发作，余邪留滞不清，伤津耗液，使阴液亏损，咽喉失于濡养，兼之虚火上冲所致。

方一
【配　方】　鲜荸荠500克。

【制用法】　将荸荠洗净，去皮切碎，用干净纱布滤渣，取汁，每次饮不定量。

【功　效】　清热解毒，生津止渴。主治慢性咽炎。

方二
【配　方】　栝楼2~3个。

【制用法】　切碎，取其汁液，慢慢饮服，每日2~3次。

【功　效】　清热化痰，润燥散结。主治慢性咽炎。

方三
【配　方】　鲜藕片10克，粳米15克，绿豆45克，白糖适量。

【制用法】　将藕片、粳米、绿豆放入锅中，加水1100毫升，大火煮沸，文火慢熬成粥，加白糖，调匀。分2~3次空腹服。

【功　效】　清热凉血，解毒。主治急性咽喉炎、口腔炎、鼻衄、目赤热痛。

方四
【配　方】　猫爪草25克，绿豆50克。

【制用法】　上药加适量水，煎取500毫升，分3次饮用。

【功　效】　消肿散结，清热解毒。主治慢性咽炎。

【备　注】　猫爪草为毛茛科植物小毛茛的全草。

方五

【配　方】　玄参、麦冬、野菊花各9克，胖大海、生甘草各6克。

【制用法】　取一有盖瓷杯，将上药放入，用沸水浸泡当茶饮用。当第1次饮完后，可再加开水浸泡饮用。每剂药可连续饮用2日后再换新药。

【功　效】　清热解毒，润喉生津。主治慢性咽炎。

方六

【配　方】　乌梅30克，山豆根、桂枝、紫菀各18克，白糖150克，蜂蜜250克。

【制用法】　先将前4味药共研细末，过筛，与白糖拌匀后，再将蜂蜜加热与上药调匀。每日服3次，每次半汤匙。

【功　效】　化痰止咳，润肺下气。主治慢性咽炎。

方七

【配　方】　半枝莲50~60克。

【制用法】　用开水冲泡，当茶饮。服此方时，忌酒。

【功　效】　清热解毒，化瘀止血。主治慢性咽炎、咽喉疼痛、痈肿。

方八

【配　方】　法半夏、生甘草、桔梗各30克，苦酒1000毫升，鸡蛋清4个。

【制用法】　将前3味研细末。放入苦酒中浸泡1日，兑入鸡蛋清搅匀服用。每日服3次，每次30毫升，10日为1个疗程。

【功　效】　燥湿化痰，清热解毒。主治慢性咽炎。

方九

【配　方】　生葶苈子6~10克。

【制用法】　将上药去壳扬净，15岁以下和50岁以上者每次服6克，16~49岁每次服10克，每日早晚用白开水送服。

【功　效】　泻肺平喘，利水消肿。主治急性咽炎。

方十

【配　方】　半夏、黄柏、蒲公英、生石膏、板蓝根、射干、甘草、乌梅各30克，薄荷（后下）、硼砂各20克，细辛10克（后下）。

【制用法】　上药煎2次，每次加水4000毫升，取2次药液混合过滤，浓

中华健康宝典

缩至约 300 毫升装瓶备用。用蒸汽吸入器雾化吸入 25 毫升，每日 1 次，7 日为 1 个疗程。

【功　效】清热利咽，解毒消肿。主治慢性咽炎。

方十一

【配　方】胖大海 4 个，少许冰糖。

【制用法】将胖大海与冰糖一同放入大容量杯中，加沸水 300 毫升，盖好。泡 30 分钟左右，即可当茶饮。

【功　效】开肺气，清肺热，利咽喉。主治咽喉干燥疼痛、牙龈肿痛、大便秘结。

方十二

【配　方】橄榄 50~70 克，酸梅 15 克，白糖适量。

【制用法】橄榄、酸梅分别洗净去核，加水 700 毫升，文火 30 分钟，滤渣后，加白糖溶化。当茶饮。

【功　效】解毒，利咽。主治急性咽炎、扁桃体炎、咳嗽痰多、酒醉烦渴。

方十三

【配　方】吴茱萸 60 克。

【制用法】上药研末，分成 4 份。每次 1 份，以盐水调敷于足部涌泉穴，每日 1 次。

【功　效】温中理气，止痛燥湿。主治慢性咽炎。

方十四

【配　方】贝母、小茴香各 50 克，蜂蜜 150 克，芝麻油、白糖各 90 克。

【制用法】将贝母、小茴香研末，过 120 目筛，取蜂蜜、芝麻油、白糖投入锅内溶化，中火加温，不断搅拌，熬至滴水成珠时停火（注意火候，以防炼焦），即把上药末加入，拌匀后提锅离灶，倾倒在事先备好的清洁、平坦的青石板上摊平，待凝固后用面刀切成小方块装盒备用。每日服 3 次，每次 12 克，口内含化，或开水溶化后服。

【功　效】清热化痰，润肺止咳，散结消肿。主治慢性咽炎。

方十五

【配　方】水发海带 500 克，白糖 250 克。

【制用法】将海带漂洗干净，切丝，放锅内加水适量煮熟，捞出，放在小盆里，拌入白糖腌渍 1 日后即可。食用，每日 2 次，每次 50 克。

【功　效】软坚散结。主治慢性咽炎。

扁桃体炎

　　扁桃体炎是发生于腭扁桃体的一种非特异性急性炎症，常由溶血性链球菌及分泌物存积在扁桃体窝所致。扁桃体炎分为急性扁桃体炎和慢性扁桃体炎，常见症状为咽喉痛、扁桃体红肿、发热、鼻塞、流涕、咳嗽等。中医称扁桃体炎为"乳蛾""喉蛾"，多由外感风热毒邪所致，急性扁桃体炎多属风火热毒之症，慢性扁桃体炎多属阴亏燥热之候。

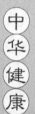

方一

【配　方】　金莲花 12~15 克。

【制用法】　将金莲花放入杯内，加入沸水冲泡，代茶饮用。每日 2 剂。

【功　效】　清热解毒。主治急性扁桃体炎。

方二

【配　方】　蒲公英、夏枯草、连翘、板蓝根各 10 克，前胡、桔梗、黄芩各 5 克，甘草 3 克。

【制用法】　每日 1 剂，水煎服。

【功　效】　清热解毒，活血消肿。主治急性扁桃体炎。

方三

【配　方】　金银花 15~30 克，山豆根 9~15 克，生甘草 9 克，硼砂（冲）1.5 克。

【制用法】　每日 1 剂，水煎服。同时配合锡类散吹患处。

【功　效】　清热解毒，疏散风热，消肿利咽。主治急性扁桃体炎。

方四

【配　方】　成熟大黄瓜 1 根，明矾适量。

【制用法】　将黄瓜切开顶端，剜去瓜瓤、种子，填满明矾，仍以原瓜盖盖牢，挂于阴凉通风处。数日后，瓜皮上不断冒出白霜，用鹅毛扫下，装瓶待用。用时以细塑料管蘸药吹于喉侧病体，每日 2~3 次。

【功　效】　清热解毒，通阳利水。主治扁桃体炎、咽喉肿痛。

方五

【配　方】　板蓝根 30 克，山豆根 12 克，桔梗 10 克。

【制用法】　每日 1 剂，水煎服。

【功　效】　清热利咽，解毒消肿。主治扁桃体炎。

方六

【配　方】　蒲公英 60 克，大青叶 30 克，黄芩 24 克，丹皮、赤芍各 12
克，甘草 6 克。

【制用法】　每口 1 剂，水煎，分 3 次服。重症可每日 2 剂，分 6 次服。

【功　效】　清热解毒，活血消肿。主治急性化脓性扁桃体炎。

翼状胬肉

　　翼状胬肉是指受外界刺激而引起的一种慢性炎症，因其形状酷似昆虫
翅膀而得名。翼状胬肉发病多与阳光、沙尘、干燥气候等外界环境的慢性
刺激有关。胬肉位于睑裂部球结膜，伸入到角膜表面。单侧者多见于鼻侧，
双侧者分别位于角膜的鼻颞两侧，且鼻侧先于颞侧发病。翼状胬肉患者可
能出现眼干、眼红，眼有异物感，甚至出现视力下降、眼球运动障碍等症
状。在中医学中，该病属"肺瘀""目肤翳""马蝗积""胬肉攀睛""目
肤翳复瞳子""胬肉侵睛外障"范畴，多由心肺积热、经络瘀滞所致。

方一

【配　方】　雄黄 3 份，白矾 1 份。

【制用法】　上药分别研成极细末，贮瓶备用。治疗时先以眼科手术常规
消毒，点 1% 地卡因表面麻醉，用棉棒蘸雄黄散约绿豆粒大涂
于胬肉头颈部，约 1 分钟后涂药组织肿胀，即用镊子轻提胬肉
头部，胬肉即行分离。剪除胬肉头体部及相应部位结膜下组
织，再于残端边缘部涂少量雄黄散，见残端组织萎缩，冲洗
残留之雄黄散，如游离球结膜面积大，可缝合 2 针于浅层巩

膜，涂抗生素眼膏，包扎术眼。

【功　效】　清热解毒，祛风定惊，燥湿祛痰。主治翼状胬肉。

方二

【配　方】　毛茛（干、鲜均可）适量。

【制用法】　药加少许食盐（约0.5克），置器皿中捣烂，取出捏成黄豆大
　　　　　　药团，尽量挤干药汁，敷贴在患眼对侧经渠穴上，用干净的
　　　　　　纱布或手帕固定包扎。睡前贴敷，至次日晨（约10小时）取
　　　　　　下。敷药处可见一红点，渐起小水泡，有的有痛感，待水泡
　　　　　　完全形成，白睛粟疹亦自清退。

【功　效】　退黄，定喘，截疟，镇痛，消翳。主治粟疹状眼病（白睛起
　　　　　　星）。

【备　注】　毛茛是毛茛科植物毛茛的全草，因该草对胃肠黏膜有强烈刺
　　　　　　激，故不能内服，外用则以敷贴为主。

麦粒肿

　　麦粒肿又称睑腺炎，是指由化脓性细菌侵入睫毛毛囊附近的皮脂腺或
睑板腺而引起的一种急性炎症，其病原体多为金黄色葡萄球菌。症状多为
红、肿、热、痛等急性炎症表现，并伴有硬结，压痛明显。根据感染腺组
织的不同部位，可分为内麦粒肿和外麦粒肿，如睑板腺感染称内麦粒肿，
眼睑皮脂腺或汗腺感染称外麦粒肿。中医学上称麦粒肿为土疳或土疡，俗
称针眼，多由脾胃蕴热，心火上炎，或外感风热，气阻血瘀，火热结聚
所致。

方一

【配　方】　黄连、生大黄各10~15克，黄芩15克。

【制用法】　每日1剂，水煎，取1/2药液待温内服；余下药液趁热熏蒸敷
　　　　　　洗患处。热重者，加金银花30~60克；血瘀者，加红花、赤
　　　　　　芍各10克；眼痛牵引致头痛者，加川芎、菊花各10克。

【功　效】　泄火解毒，清热燥湿。主治麦粒肿。

方二

【配　方】　金银花20克，薏苡仁30克，蒲公英、当归、川芎、陈皮、甘草各10克，大黄、山楂子各6克。

【制用法】　每日1剂，水煎取液500毫升，早晚分服。药渣再水煎，取适量药液熏洗患眼1次。

【功　效】　清热解毒，疏散风热，利水渗湿，健脾止泻。主治麦粒肿。

方三

【配　方】　新鲜鸭跖草适量。

【制用法】　上药洗净，一端置于酒精灯上烘烤，另一端即流出清亮的液体，用干净无菌的玻璃瓶收取备用。将此液体滴入眼内1~2滴，滴后闭目5~10分钟，每日滴3~4次。一般2~3日即愈。如早期使用，效果更佳。

【功　效】　清热，利尿，解毒。主治麦粒肿。

方四

【配　方】　明矾8克，食盐12克。

【制用法】　将上2味泡化，取澄清液装瓶内，每日用棉花蘸洗患眼3次，每次3~5分钟。一般2~3日即愈。

【功　效】　清热解毒，燥湿止痒。主治麦粒肿。

方五

【配　方】　金银花40克，蒲公英120克。

【制用法】　将上药置砂锅内，加水1000毫升煎15~30分钟，取药液分2次服用。再将药渣加水500毫升煎沸，待温后熏洗患眼，1日数次。2~3日内即可痊愈。

【功　效】　清热解毒，疏散风热，消肿散结。主治麦粒肿。

方六

【配　方】　三七适量。

【制用法】　上药研细末，每日服1次，每次1.6克冲服。另取三七粉3克，用小纱布包裹，滴少许温开水浸湿，敷于患处，上面放暖水袋维持温度（不宜过烫），每次温敷2~3小时，每日1次。儿童患者可在睡觉时温敷。

【功　效】　散瘀止痛，活血消肿。主治麦粒肿。

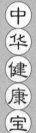

急性结膜炎

　　急性结膜炎是一种结膜组织炎症，多由细菌或病毒感染所引起，传染性极强，常见的有流行性角结膜炎、急性卡他性结膜炎、流行性出血性结膜炎。急性结膜炎病情轻重不一，轻者无明显症状，仅表现为起病急，眼睑红肿，有刺痒或异物感，并伴随发痒和流泪，重者表现为畏光及有灼热感，但视力一般不受影响。中医学上，急性结膜炎又称为红眼病，属于"天行赤眼""暴风客热"的范畴，大多是由风热之邪、风热相搏、上攻于目所致。

方一

【配　方】　鲜马兰头 50~100 克（干品 25~50 克）。

【制用法】　水煎服，每日 1 剂。

【功　效】　清热止血，抗菌消炎。主治风热引起的急性结膜炎。

方二

【配　方】　麻黄 6~10 克，生石膏 15~30 克，夏枯草 20~30 克，生甘草 5~9 克。

【制用法】　早晚各 1 剂，水煎服。

【功　效】　利水消肿，清肝明目，清热解毒。主治急性结膜炎。

方三

【配　方】　茯苓皮、防风、白芷各 10 克，茵陈、防己、金银花、连翘各 12 克，薏仁、地肤子、鱼腥草各 30 克，焦山栀 6 克，乌梢蛇 15 克，老鹳草 20 克。

【制用法】　每日 1 剂，水煎服。

【功　效】　祛风除湿，清热解毒，止痒。主治春季卡他性结膜炎及一切过敏性眼炎、眼睑湿疹等。

方四

【配　方】　金钱草、夏枯草、龙胆草各 30 克，菊花 100 克。

【制用法】 每日 1 剂，将前 3 药水煎成 500 毫升，分早晚 2 次服。另用菊花煎水 500 毫升每晚熏洗患眼。一般用药 3 日即可痊愈。

【功　效】 燥湿利尿，祛风泄火，解毒消肿。主治急性结膜炎。

方五

【配　方】 板蓝根、白茅根各 60 克。小儿药量减半。

【制用法】 每日 1 剂，水煎，分早晚饭后服。小儿则少量频服。忌食辛辣。一般 3 剂痊愈，重者 6 剂亦可痊愈。

【功　效】 解毒消肿，清热利尿。主治红眼病。

方六

【配　方】 鲜石榴嫩叶 30 克。

【制用法】 将石榴叶洗净，置入锅中，加入 1 碗水，煎至半碗，去渣，过滤澄清，用作洗眼剂，反复洗眼。

【功　效】 祛风消肿。主治风热型急性结膜炎。

方七

【配　方】 当归、大黄、赤芍、甘草各 100 克。

【制用法】 上药分别研末，混合均匀后即成。每日服 3 次，成人每次 3 克（儿童酌减），饭后温开水送服。

【功　效】 利湿退黄，泄热通便，解毒消痈。主治急性结膜炎。

方八

【配　方】 春茶叶（干品）20 克，黄连 5 克。

【制用法】 将黄连研末，与春茶叶置于砂锅内，加开水 200 毫升，煮沸 10 分钟，用消毒纱布过滤后，滤液静置于消毒玻璃杯中，沉淀后取澄清液装入滴管瓶或注射器内备用。药液应 3 日内用完，过期勿用。治疗时患眼每次滴 2 滴，每日 4 次，连续滴 3 日；用于预防时，每只眼滴 1 滴，每日 2 次，连续滴 3 日。

【功　效】 泄火解毒，清热燥湿。主治急性结膜炎。

方九

【配　方】 雪梨、荸荠各 300 克，白糖 50 克。

【制用法】 将荸荠洗净去皮切片，雪梨去皮、核，切片，将二者共捣烂，绞取汁液倒入碗内，加入适量白糖及凉白开，调匀后即可饮用，每日 1~2 剂。

【功　效】 清热降火，除烦凉血。主治风热引起的急性结膜炎。

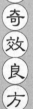

民间奇效良方

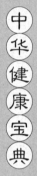

方十

【配　方】　鲜荸荠适量，食盐少许。

【制用法】　将荸荠洗净去皮，捣烂，绞取其汁，加入食盐调匀，涂洗眼部，每日 2~3 次。

【功　效】　消肿，清热解毒。主治热毒型急性结膜炎。

角膜炎

　　角膜炎是角膜炎症反应的统称，是眼科常见疾病之一，也是我国主要致盲的眼病之一。角膜炎主要由外伤、感染及自身免疫因素导致，此外，角膜邻近组织的炎症，如结膜炎、巩膜炎、虹膜睫状体炎等的蔓延也会导致角膜炎。该病发病急、病情发展快、潜伏期短，患者常表现为眼疼痛、畏光、流泪、眼睑痉挛、视力急剧减退等。本病与中医学上的"聚星障""凝脂翳"等相似，初起症状较轻，多由肝经风热上攻风轮所致；如病症较重，多因肝胆火炽，热毒熏蒸目系，或腑实热炽，热气上攻于目所致。

方一

【配　方】　板蓝根、珍珠母各 30 克，草决明、青葙子、当归各 15 克，菊花、防风、龙胆草、山栀子、生地、生大黄各 10 克，蝉蜕 6 克。

【制用法】　每日 1 剂，水煎取 500 毫升，分早晚 2 次服。药渣加水煎成 1500 毫升，滤去渣，稍凉后用干净纱布蘸药液外敷双眼，每次约 30 分钟，每日外敷 2 次。

【功　效】　清热利咽，解毒消肿，清肝明目。主治病毒性角膜炎。

方二

【配　方】　玄明粉 50 克，食用（白）醋 500 克。

【制用法】　将 2 药置瓦罐闷浸后，搅拌，用文火熬干，乳钵研末，过 200 目筛，瓶装密封待用。用时撒少许于结膜囊下，每日 2~3 次，

20 日为 1 个疗程。

【功　效】　泄热通便，软坚散结，清热解毒。主治角膜炎。

泪囊炎

　　泪囊炎是由鼻泪管的阻塞或狭窄而引起的泪囊感染和炎症反应。泪囊炎分为慢性泪囊炎和急性泪囊炎两种，其中以慢性泪囊炎最为常见。泪囊炎多由细菌感染引起，慢性泪囊炎常见病原菌为肺炎双球菌、链球菌、葡萄球菌，急性泪囊炎多是慢性泪囊炎的急性发作，其常见病原菌为链球菌。泪囊炎的症状为泪溢，并伴有黏性或脓性分泌物，泪囊区会出现局部肿胀和轻度压痛，慢性泪囊炎急性发作时会出现发热、寒战等感染症状。在中医学中，泪囊炎属"漏睛疮"范畴，多由热毒蕴结内眦部近泪堂处所致。

方一

【配　方】　板蓝根 20 克。

【制用法】　上药加水 500 毫升，用文火煎 40 分钟，放冷至 30℃，沉淀，用纱布过滤，配成 4% 溶液，盛入无菌瓶内备用。使用期为 3 日，过期则重新配制。用注射器抽入上药液 5 毫升，换上 6 号无尖针头，按一般常规泪道冲洗法冲洗，至泪道内无脓血性分泌物时为止。冲洗完后在结膜内滴上药 2～3 滴。如鼻泪管不通时，先行常规探通，置探针 20～30 分钟后拔针，再冲洗，每日冲洗 1 次。7 日为 1 个疗程。每次治疗后静坐 5 分钟方可离去。

【功　效】　清热利咽，解毒消肿。主治急慢性泪囊炎。

方二

【配　方】　黄柏 25 克，蜀葵子 18 克，硼砂 12 克，冰片 4 克。

【制用法】　上药加蒸馏水 500 毫升煮 1 小时滤出药液，再以同法煎取第 2 次药液。将 2 次药液合并浓缩至半流质状态冷却，加入

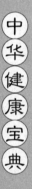

95％酒精（为半流质状药液的 3 倍）静置 24 小时后，取上清液过滤 2 次，挥发至无味，加蒸馏水 1000 毫升，调 pH 值至 6，分装消毒备用。对慢性炎症者，先挤压泪囊部存留脓液，用生理盐水冲洗后再注入上药 1 毫升；对单纯性泪道狭窄者，可直接将上药注入泪道。每日 1 次。

【功　效】　清热燥湿，泄火解毒。主治慢性泪囊炎、泪道阻塞。